Victoria Christiane Eckert
Christian Hessler

Verletzungsmuster von Reitunfällen

Victoria Christiane Eckert
Christian Hessler

Verletzungsmuster von Reitunfällen

Südwestdeutscher Verlag für Hochschulschriften

Impressum / Imprint
Bibliografische Information der Deutschen Nationalbibliothek: Die Deutsche Nationalbibliothek verzeichnet diese Publikation in der Deutschen Nationalbibliografie; detaillierte bibliografische Daten sind im Internet über http://dnb.d-nb.de abrufbar.
Alle in diesem Buch genannten Marken und Produktnamen unterliegen warenzeichen-, marken- oder patentrechtlichem Schutz bzw. sind Warenzeichen oder eingetragene Warenzeichen der jeweiligen Inhaber. Die Wiedergabe von Marken, Produktnamen, Gebrauchsnamen, Handelsnamen, Warenbezeichnungen u.s.w. in diesem Werk berechtigt auch ohne besondere Kennzeichnung nicht zu der Annahme, dass solche Namen im Sinne der Warenzeichen- und Markenschutzgesetzgebung als frei zu betrachten wären und daher von jedermann benutzt werden dürften.

Bibliographic information published by the Deutsche Nationalbibliothek: The Deutsche Nationalbibliothek lists this publication in the Deutsche Nationalbibliografie; detailed bibliographic data are available in the Internet at http://dnb.d-nb.de.
Any brand names and product names mentioned in this book are subject to trademark, brand or patent protection and are trademarks or registered trademarks of their respective holders. The use of brand names, product names, common names, trade names, product descriptions etc. even without a particular marking in this works is in no way to be construed to mean that such names may be regarded as unrestricted in respect of trademark and brand protection legislation and could thus be used by anyone.

Coverbild / Cover image: www.ingimage.com

Verlag / Publisher:
Südwestdeutscher Verlag für Hochschulschriften
ist ein Imprint der / is a trademark of
AV Akademikerverlag GmbH & Co. KG
Heinrich-Böcking-Str. 6-8, 66121 Saarbrücken, Deutschland / Germany
Email: info@svh-verlag.de

Herstellung: siehe letzte Seite /
Printed at: see last page
ISBN: 978-3-8381-3693-6

Zugl. / Approved by: Hamburg, Universitätsklinikum Hamburg-Eppendorf, Dissertation, 2012

Copyright © 2013 AV Akademikerverlag GmbH & Co. KG
Alle Rechte vorbehalten. / All rights reserved. Saarbrücken 2013

DER REITER

Mein Freund an einem Sonntagmorgen
Tät sich ein hübsches Rößlein borgen.
Mit frischem Hemd und frischem Mute,
In blankem Stiefeln, blankem Hute,
Am Busen eine junge Rose,
So reitet er durch die Alleen,
Wie ein Adonis anzusehen.
Die Reiter machen viel Vergnügen,
Wenn sie ihr stolzes Roß bestiegen.

Nun kommt da unter sanftem Knarren
Ein milchbeladner Eselskarren.
Das Rößlein, welches sehr erschrocken,
Fängt an zu trappeln und zu bocken.
Und, hopp, das war ein Satz, ein weiter!
Dort rennt das Roß, hier liegt der Reiter,
Entfernt von seinem hohen Sitze,
Platt auf dem Bauche in der Pfütze.
Die Reiter machen viel Vergnügen,
besonders, wenn sie drunten liegen.

(Wilhelm Busch)

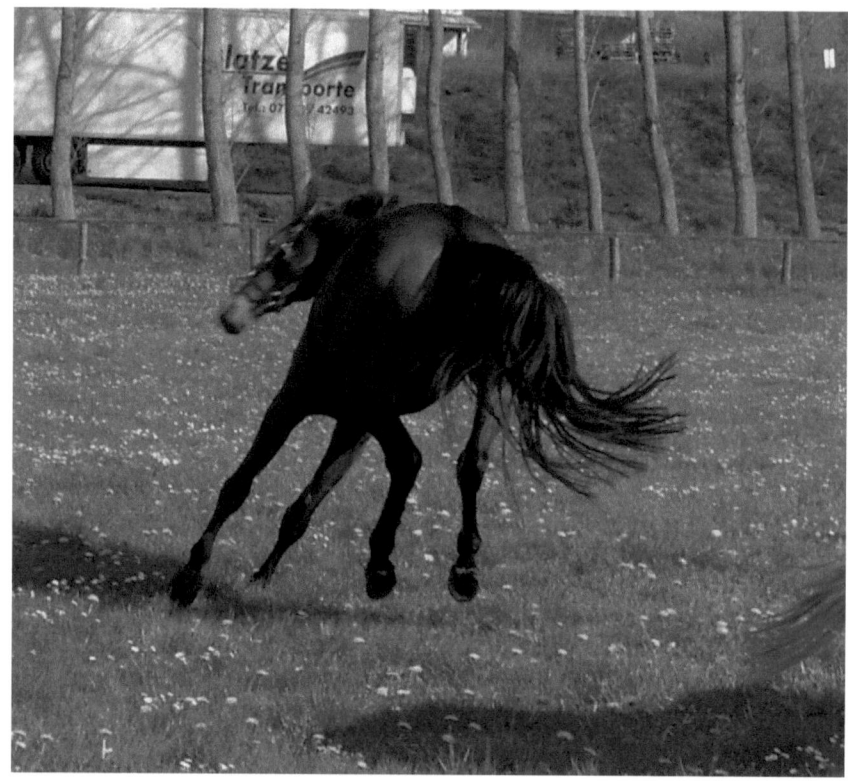

Abbildung 1: Pferd „Loganda"

Ein ausgewachsenes Pferd kann bis zu 1000 kg wiegen, eine Geschwindigkeit von bis zu 65 km/h erreichen und mit der 1,8-fachen Kraft seines Körpergewichts treten

(Siebenga et al. 2006, Silver et Parry 1991)

Inhaltsverzeichnis

1 ARBEITSHYPOTHESE UND FRAGESTELLUNG 1

2 EINLEITUNG 2

    2.1 ALLGEMEINE INFORMATIONEN UND DEMOGRAPHISCHE DATEN 2
    2.2 FORMEN DES REITSPORTS 3
        2.2.1 Dressurreiten 3
        2.2.2 Springreiten 3
        2.2.3 Voltigieren 3
        2.2.4 Vielseitigkeitsreiten 4
        2.2.5 Freizeitreiten 4
        2.2.6 Therapie durch Pferde 5
    2.3 BEDEUTUNG UND EINSATZ DES PFERDES IN DER GESELLSCHAFT 6
    2.4 BESONDERHEIT LEBEWESEN 9
    2.5 GEFAHREN DES REITSPORTS 10
    2.6 SICHERHEIT IM REITSPORT 11
        2.6.1 Schutzhelme im Reitsport 11
        2.6.2 Schutzwesten im Reitsport 12
    2.7 GEGENWÄRTIGE SICHERHEITSSTANDARDS 14
    2.8 ZIELSETZUNG DIESER ARBEIT 15

3 MATERIAL UND METHODEN 17

    3.1 ALLGEMEINES 17
        3.1.1 Patienten 17
        3.1.2 Definition eines Reitunfalls 17
        3.1.3 Kliniken 17
        3.1.3.1 Kooperierende Kliniken 18
        3.1.3.2 Nicht-kooperierende Kliniken 18
    3.2 EVALUATION UND DOKUMENTATION DER DATEN 19
        3.2.1 Klinikdokumentation 19
        3.2.1.1 Übernahme der Klinikdokumentation 19
        3.2.2 Dokumentation der Studienteilnehmer 20
        3.2.2.1 Übernahme Dokumentation der Studienteilnehmer 21
    3.3 AUSWERTUNG DER DATEN 21
    3.4 AUFBEWAHRUNG DER STUDIENDATEN 21
    3.5 ETHIK UND DATENSCHUTZ 21

4 ERGEBNISSE 22

    4.1 REITER 22
        4.1.1 Alter und Geschlecht 22
        4.1.2 Reiterfahrung 23

4.1.3	*Arbeitsunfälle*	23
4.1.4	*Unfallprävention*	24
4.1.4.1	*Schutzkleidung*	24
4.1.4.1.1	*Helmträger*	24
4.1.4.1.2	*Schutzwestenträger*	25
4.1.4.2	*Falltrainingsprogramme*	26
4.2	PFERD	26
4.2.1	*Ausrüstung*	27
4.3	UNFALL	27
4.3.1	*Unfallmechanismus*	27
4.3.2	*Unfallursache*	28
4.3.3	*Unfallort und -situation*	28
4.3.4	*Umstände und Zeit des Unfalls*	29
4.4	VERLETZUNGEN UND THERAPIE	29
4.4.1	*Patienten mit multiplen Verletzungen*	30
4.4.2	*Art der Verletzungen*	30
4.4.3	*Lokalisation der Verletzungen*	32
4.4.3.1	*Kopfverletzungen*	33
4.4.3.1.1 *Unfallursache*		33
4.4.3.1.2 *Art der Kopfverletzung*		33
4.4.3.1.3 *Therapie der Kopfverletzungen*		37
4.4.3.1.4 *Kopfverletzungen in Abhängigkeit des Kopfschutzes*		38
4.4.3.2 *Torsoververletzungen*		40
4.4.3.2.1 *Lokalisation der Torsoverletzungen*		40
4.4.3.2.2 *Torsoverletzungen in Abhängigkeit des Oberkörperschutzes*		45
4.4.3.3 *Sonstige Verletzungen*		46
4.4.3.3.1 *Verletzungen der oberen Extremitäten*		46
4.4.3.3.2 *Verletzungen der unteren Extremitäten*		48
5	**DISKUSSION**	**51**
5.1	RISIKOSPORT REITSPORT	51
5.2	REITER	53
5.3	KINDER UND JUGENDLICHE UNTER 18 JAHREN	56
5.4	PFERD	58
5.5	UNFALLMECHANISMUS	59
5.5.1	*Unfälle während des Reitens*	59
5.5.2	*Unfälle während des Umgangs mit einem Pferd*	59

5.6	**VERLETZUNGEN IM REITSPORT**	61
5.6.1	*Kopfverletzungen*	*61*
5.6.1.1	Prävention von Kopfverletzungen	63
5.6.2	*Torsoverletzungen*	*66*
5.6.2.1	Prävention von Wirbelsäulenverletzungen	67
5.7	WEITERE MÖGLICHKEITEN ZUR UNFALLPRÄVENTION	69
6	**ZUSAMMENFASSUNG**	**72**
7	**ABKÜRZUNGSVERZEICHNIS**	**VI**
8	**ABBILDUNGSVERZEICHNIS**	**VII**
9	**TABELLENVERZEICHNIS**	**X**
10	**LITERATURVERZEICHNIS**	**XI**
10.1	MONOGRAPHIE	XI
10.2	ZEITSCHRIFTENAUFSATZ	XI
10.3	INTERNETDOKUMENT	XVII
11	**DANKSAGUNG**	**VIII**
12	**ANLAGEN**	**IX**

1 Arbeitshypothese und Fragestellung

Trotz einer weltweit hohen Beliebtheit des Pferdesports existiert gegenwärtig ein unzureichender Kenntnisstand über Reitunfälle und den daraus resultierenden Verletzungen. Eine Literaturrecherche zum Zeitpunkt der Erstellung dieser Arbeit unter Zuhilfenahme der Datenbank der US National Library of Medicine „Pub Med" unter Verwendung der Suchkriterien „horseback riding, accident, injury" ergab lediglich 25 themenrelevante Artikel. Entsprechend unbefriedigend sind die aktuellen Sicherheitsstandards im Freizeit- sowie im Turnierreitsport.

Eine Zunahme entsprechender Kenntnisse ist allerdings von großer Notwendigkeit, da diese zur Reduktion der Anzahl von Unfällen im Reitsport sowie zur Minderung der Schwere reitunfallbedingter Verletzungen beitragen könnten.

Die vorliegende Arbeit stellt aufgrund der hohen Anzahl untersuchter verunfallter Reiter eine der umfangreichsten Arbeiten zu dem Thema Reitunfälle in der aktuellen Literatur dar. Häufige Unfallmechanismen werden identifiziert, aus Reitunfällen resultierende Verletzungen werden typisiert und daraus resultierende Therapiemaßnahmen dargestellt.

Aus den 283 Unfällen ergaben sich insgesamt 412 Verletzungen.

Durch die Ergebnisse dieser Arbeit soll der Kenntnisstand über Reitunfälle erhöht werden. Unfallpräventive Verhaltensmaßnahmen im Umgang mit Pferden sollen formuliert und Informationen zur Entwicklung effektiver Reitschutzkleidung sollen geliefert werden.

2 Einleitung

2.1 Allgemeine Informationen und demographische Daten

Reitsport ist in der Bundesrepublik Deutschland eine verbreitete und beliebte Freizeitbeschäftigung vor allem weiblicher Personen. Die Deutsche Reiterliche Vereinigung (Fédération Equestre Nationale, FN) verzeichnete im Jahr 2010 736.870 Mitglieder, die in 7.694 Vereinen organisiert waren. Dabei betrug der Anteil der Reiterinnen zirka 75% (n=550.549).

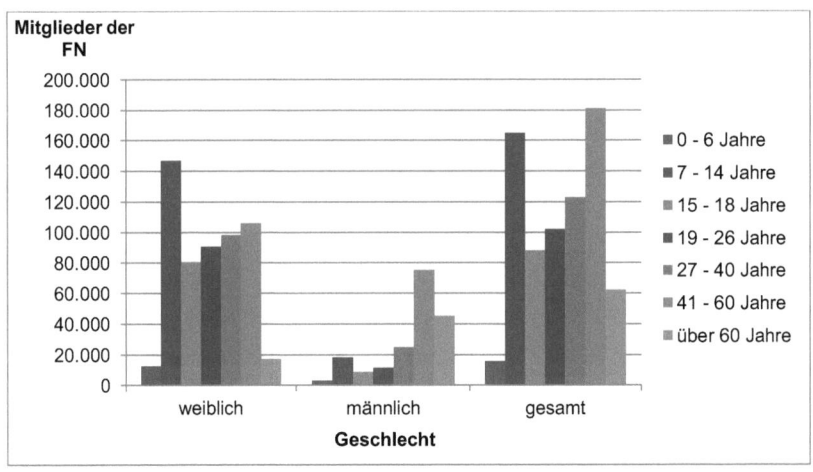

Abbildung 2: Gliederung nach Alter und Geschlecht

Insgesamt betreiben in Deutschland zirka 1,24 Millionen Personen regelmäßig Reitsport. In der Hansestadt Hamburg sind zirka 8.500 Pferdesportler im Landesverband der Reit- und Fahrvereine Hamburg e.V. organisiert. Pferdesport bietet in der Bundesrepublik Deutschland über 300.000 Menschen einen Arbeitsplatz. Dabei stellt das Pferd direkt oder indirekt den Hauptgeschäftsgegenstand für mehr als 10.000 Firmen, Handwerksbetriebe und Dienstleistungsunternehmen dar (Deutsche Reiterliche Vereinigung (2006) Zahlen, Daten, Fakten. [Online im Internet] URL: http://www.pferd-aktuell.de/Wir-ueber-uns/Zahlen-Fakten/-.96/Zahlen-Fakten.htm [Stand: 16.10.2011]).

2.2 Formen des Reitsports

Pferdesport bietet sowohl als Individualsportart als auch in der Gruppe mannigfaltige Möglichkeiten in der Ausübung. Beliebte Disziplinen sind z. B. das Dressurreiten, Springreiten, Voltigieren, Vielseitigkeitsreiten und das Freizeitreiten. Darüber hinaus haben Pferde eine zunehmende Bedeutung in der Therapie von körperlich und/oder geistig behinderten Menschen.

2.2.1 Dressurreiten

Das Dressurreiten kann als Grundlage aller pferdesportlichen Aktivitäten angesehen werden. In der Dressur wird das Pferd gymnastisch ausgebildet, um Lektionen und Figuren zu absolvieren und zu präsentieren. Dabei stellt eine Dressurausbildung eine gute Basis für die erfolgreiche Durchführung anderer Reitdisziplinen dar. So zeigt sich zum Beispiel beim Springreiten, dass Wendungen zwischen Hindernissen von Pferden mit einer Dressurausbildung besser absolviert werden als von Pferden ohne Dressurerfahrung.

2.2.2 Springreiten

Das Ziel beim Springreiten besteht in der fehlerfreien und schnellstmöglichen Überwindung eines Parcours von Hindernissen. Das Springreiten erfordert vom Pferd Schnelligkeit, Technik und Mut und vom Reiter Geschicklichkeit, Balance und Rhythmusgefühl. Die Kombination dieser Attribute resultiert in einem hohen Anforderungsprofil für Pferd und Reiter. Folglich erfordert die Teilnahme an einem Springreitturnier eine entsprechende Qualifikation des Reiters. Um an einer Springprüfung der Klasse A (Anfänger), der zweiten Schwierigkeitsstufe, teilnehmen zu können, benötigt der Reiter ein Leistungsklassenzertifikat. Dieses muss er gemäß LPO (Leistungs-Prüfungs-Ordnung) durch mündliche und praktische Prüfung erwerben. Somit ist gewährleistet, dass nur Reiter mit entsprechendem Wissen- und Erfahrungsstand schwierigere Parcours reiten dürfen. Allerdings befinden sich Lücken im System. An einem sogenannten Reitertag darf jeder Reiter an beliebigen Prüfungen teilnehmen.

2.2.3 Voltigieren

Der moderne Voltigiersport ist eine ästhetisch und kunstvoll ausgeführte Akrobatik auf dem Pferd. La Voltige (franz. „Über das Pferd springen") stellt im

Gegensatz zum Springreiten eine besonders geeignete Reitdisziplin für junge und unerfahrene Reiter dar. Das Ziel des Voltigierens besteht in der turnerisch-gymnastische Ausführung von Übungen im Einklang mit den Bewegungen des Pferdes. Dabei befindet sich das Pferd während der Lernphase nicht unter alleiniger Kontrolle des Reitanfängers, sondern ein Führer longiert Pferd und Reiter auf einer großen Zirkellinie. So kann sich der Neuling zunächst auf sich konzentrieren und erlernt dabei Bewegungs- und Gleichgewichtsgefühl auf einem Pferd (Sgrazzutti et al. 2006).

2.2.4 Vielseitigkeitsreiten

Das Vielseitigkeitsreiten ist eine Kombination aus den Disziplinen Dressur, Geländeritt und Parcoursspringen. Die offizielle internationale Bezeichnung für das Vielseitigkeitsreiten lautet „Concours complet" (CC) und wird im englischsprachigen Raum als „Eventing" oder „Military" bezeichnet.

In einer Vielseitigkeitsprüfung stellt die Dressur den Auftakt dar, gefolgt von einem Geländeritt über eine mit natürlichen Hindernissen versehenen Querfeldeinstrecke (Cross Country). Aufgrund des hohen Unfallrisikos in dieser Reitdisziplin müssen sich in der Wettkampfsituation sowohl der Reiter als auch das Pferd verschiedener Maßnahmen zur Prävention von Unfällen und Verletzungen unterziehen.

(URL: http://www.pferd-aktuell.de/Disziplinen/Vielseitigkeit/Portraet/-.163/Portraet.htm [Stand: 30.08.11]; http://de.wikipedia.org/wiki/Vielseitigkeitsreiten [Stand: 30.08.11] und Sgrazzutti et al. 2006).

2.2.5 Freizeitreiten

Der Großteil aller Reiter kann als Freizeitreiter bezeichnet werden. Das Freizeitreiten ist eine beliebige Kombination unterschiedlicher Reitdisziplinen außerhalb einer Wettkampfsituation und stellt einen wohltuenden Ausgleich zu den täglichen Belastungen des Lebens dar. Dabei unterliegt das Freizeitreiten keinerlei Sicherheitsvorschriften und der Reiter entscheidet selbst, ob zum Beispiel eine Reitschutzkleidung zum Einsatz genutzt wird.

2.2.6 Therapie durch Pferde

Pferde werden erfolgreich und somit zunehmend als therapeutisches Mittel zur Behandlung körperlich und/oder geistig behinderter Menschen eingesetzt. Das therapeutische Reiten, zu dem die Hippotherapie, das heilpädagogische Voltigieren und der Behindertenreitsport gehören, beinhaltet pädagogische, psychologische, psychotherapeutische, rehabilitative und sozial-integrative Maßnahmen, die über das Pferd umgesetzt werden. Zielgruppe sind Kinder, Jugendliche und Erwachsene mit physischen, psychischen und sozialen Entwicklungsstörungen oder Behinderungen. Im Fokus der Therapie stehen neben der körperlichen Aktivität durch das Reiten selbst das Erlernen eines respektvollen Umganges mit einem Tier sowie der Aufbau von Verantwortungsbewusstsein gegenüber einem Lebewesen. Das Reiten für diese Personengruppe ist ebenso eine ideale Breiten- und Leistungssportart, die auch zusammen mit Nichtbehinderten ausgeübt werden kann (Sgrazzutti et al. 2006, URL: http://www.pferd-aktuell.de/pferdesport/disziplinen/para-equestrian/para-equestrian [Stand: 16.03.2012]).

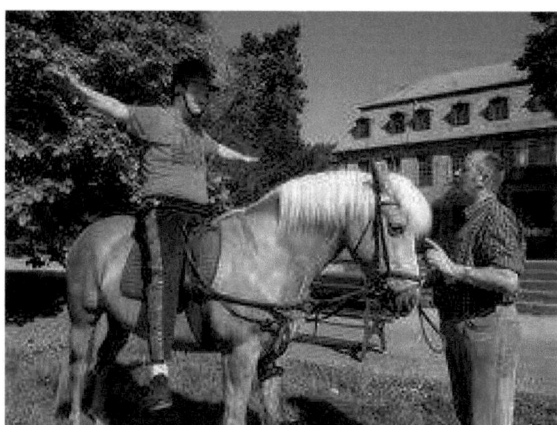

Abbildung 3: Ein geistig und körperlich behinderter Mensch während der Hippotherapie

2.3 Bedeutung und Einsatz des Pferdes in der Gesellschaft

Archäologische Forschungen erbrachten den Nachweis der Existenz des Urpferdes Eohippus bereits vor über 60 Millionen Jahren (Over 2005). Die ältesten fossilen Funde von domestizierten Pferden stammen aus der Ukraine des 4. Jahrtausends vor Christus.

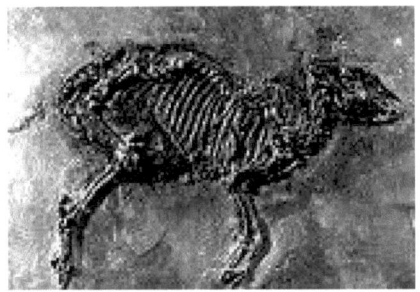

Abbildung 4: Fossiler Fund eines Urpferdes

Seit zirka 6.000 Jahren leben Pferde mit dem Menschen zusammen. Während dieser Periode änderten sich der Stellenwert sowie die Funktion des Pferdes für den Menschen stetig. Über den gesamten Zeitraum wurden Pferde als Arbeits- oder Sportgeräte eingesetzt. Bereits im Jahre 720 v. Chr. fanden in Griechenland die ersten Pferderennen statt (Sgrazzutti et al. 2006). Später erwiesen sich Pferde als wichtige Begleiter des Menschen auf seinem Weg in die moderne Zivilisation. So wurden Pferde über eine lange Dauer vor allem als Fortbewegungsmittel des Menschen sowie als Hilfsmittel bei der Arbeit eingesetzt. Auch in der Kriegsführung nahmen Pferde eine wichtige Rolle ein. So stützte z. B. Alexander der Große seine Streitmacht auf starke Reiterheere (Over 2005). Durch den technischen Fortschritt und die damit verbundene Entwicklung anderer Transportmittel und Zugmaschinen hat sich das Einsatzgebiet des Pferdes für den Menschen bis in die Gegenwart geändert. Im heutigen Europa spielt das Pferd vor allem im Sport sowie in der Freizeitbeschäftigung eine Rolle für den Menschen. Lediglich in der Forstwirtschaft werden verschiedene Pferderassen noch heute zum waldschonenden Holzrücken als Hilfsmittel bei der Arbeit eingesetzt (Schemel und Erbguth 2000).

Über die gesamte Dauer des gemeinsamen Zusammenlebens zwischen Mensch und Pferd war das Pferd ein Statussymbol. Dies hat sich bis in die Gegenwart nicht geändert. Erst im Jahre 2010 wurde der Dressurhengst „Totilas" von der deutschen Springreit-Legende Paul Schockemöhle für eine Summe von über 10 Millionen Euro käuflich erworben (Welt online 14.10.2010; URL: http://www.welt.de/sport/article10296069/Schockemoehle-zahlt-fuer-ein-Pferd-zehn-Millionen-Euro.html [Stand: 18.09.2011]).

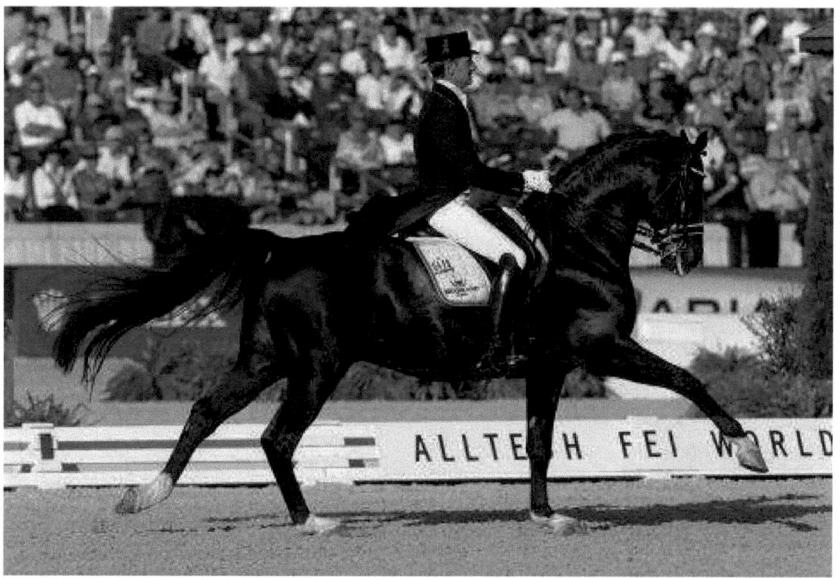

Abbildung 5: Dressurhengst „Totilas"

In verschiedenen Kulturen hatten Pferde auch eine religiöse Bedeutung. Bereits im 2. Jahrtausend vor Christi wurden Pferde in Indien und China den Toten als wertvoller Besitz mit ins Grab gelegt und auf bilderähnlichen Darstellungen verschiedener Epochen finden sich Götter hoch zu Ross (Abb. 6) oder sogar in Pferdegestalt selbst dargestellt (Meyers Lexikonredaktion 2001).

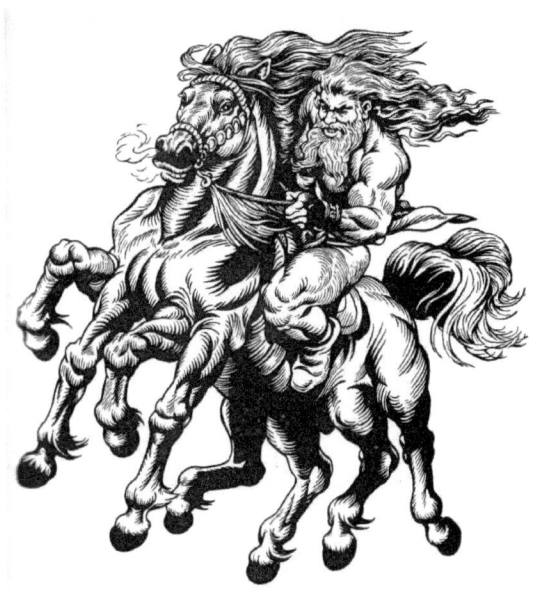

Abbildung 6: Der germanische Göttervater Odin reitet sein acht-beiniges Pferd Sleipnir

Das Pferd spielt auch in der Physik eine bedeutsame Rolle. Der Ingenieur James Watt definierte im Jahr 1783 die physikalische Einheit Pferdestärke, um die Leistung seiner Dampfmaschinen in einer anschaulichen Maßeinheit darzustellen. Die Pferdestärke soll etwa die Leistung eines durchschnittlichen Arbeitspferdes beim Antreiben einer Mühle oder beim Heben von Lasten über einen längeren Zeitraum widerspiegeln. Seit 1978 gilt die Einheit für die Leistung als veraltet und wurde durch die SI-Einheit Watt abgelöst. Bis heute ist PS eine gebräuchliche Maßangabe, um die Stärke der Motorisierung eines Kraftfahrzeuges anzugeben (URL: http://www.wasistwas.de/natur-tiere/eure-fragen/pferde/link//185dd23515/article/warum-spricht-man-von-ps-pferdestaerke-wenn-man-von-einem-auto-spricht-was-hat-ein-pferd-mit-ein.html?tx_ttnews[backPid]=1300 [Stand: 03.03.11]).

Auch bei der Polizei kommt dem Pferd eine wichtige Bedeutung zu. Im Polizeidienst zum Einsatz kommende Pferde bedürfen besonderer Eigenschaften. Durch ihren Einsatz bei Großveranstaltungen, Fahndungen,

Evakuierungen größerer Menschenmengen und dem Streifendienst müssen die Tiere einen ausgeglichenen, ruhigen Charakter vorweisen und geländesicher sein. Die Ziele der Ausbildung dieser Tiere bestehen vor allem in der Kontrollierbarkeit ihres Fluchtinstinktes sowie in der Gewöhnung an unbekannte optische und akustische Reize. Am Ende der Ausbildung eines Polizeipferdes steht eine Prüfung, in der die Tiere ihre Fähigkeiten in Sondersituationen unter Beweis stellen müssen (Sgrazzutti et al. 2006, URL: http://de.wikipedia.org/wiki/Berittene_Polizei; URL: http://www.polizei.sachsen.de/lpdzd/2142.htm [Stand: 06.09.2011]).

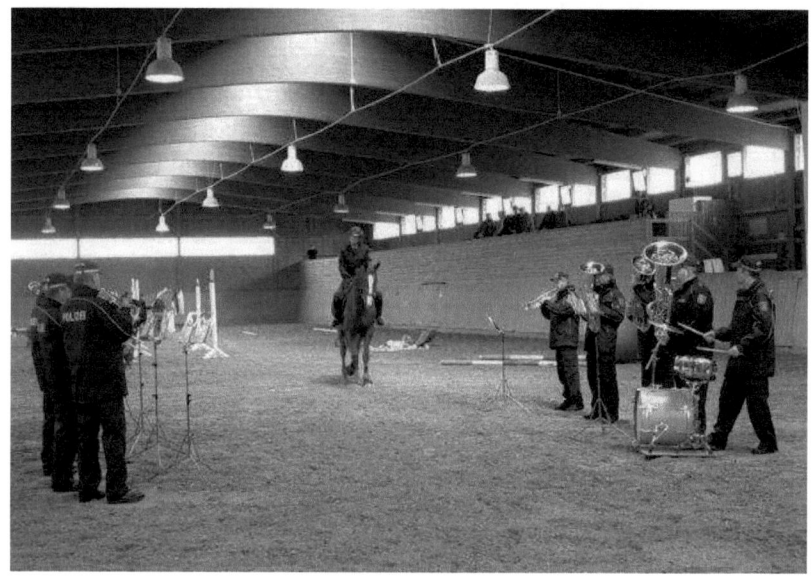

Abbildung 7: Ausbildung eines Polizeipferds

2.4 Besonderheit Lebewesen

Die Faszination im Pferdesport liegt in der engen Partnerschaft zwischen Mensch und Tier. Durch seine Eleganz, Schnelligkeit und Wendigkeit wird das Pferd zum idealen Reittier. Dabei stellt das Pferd neben der bloßen Funktion eines Sportgerätes zusätzlich einen Freund und Partner des Menschen dar, der ebenso wie der Mensch selbst Stimmungsschwankungen unterliegt, Freude verspürt und

Trauer empfindet. In dieser Rolle ist das Pferd pflege- und schutzbedürftig. Dies erweckt Verantwortungsbewusstsein und Gewissenhaftigkeit in der betreuenden Person. Aus der daraus resultierenden Beziehung zwischen Mensch und Pferd entwickelt sich ein gegenseitiges Verständnis von Gesten, Aktionen und Reaktionen.

2.5 Gefahren des Reitsports

Die Individualität des Lebewesens Pferd birgt allerdings auch ein Unfall- und somit Verletzungsrisiko für den Reiter. Durch das genetisch prädisponierte Fluchtverhalten des Pferdes können für den Reiter insbesondere in Schrecksituationen nicht beherrschbare Situationen im Umgang mit dem Pferd entstehen, die dann zu Unfällen führen. Ein ausgewachsenes Pferd kann bis zu 1000 kg wiegen, eine Geschwindigkeit von bis zu 65 km/h erreichen und mit der 1,8-fachen Kraft seines Körpergewichts treten (Siebenga et al. 2006, Silver und Parry 1991). Diese Daten verdeutlichen, dass aus pferdesportbedingten Unfällen schwere bis tödliche Verletzungen für die betroffenen Reiter resultieren können (Hessler et al. 2010). Dabei ist die Wahrscheinlichkeit, einen Unfall im Reitsport zu erleiden, gemäß einer Publikation von Silver und Parry aus dem Jahre 1991 höher als z. B. bei gefahrenträchtigen Sportarten wie Motor- oder Skisport. So erlitten in der zitierten Studie Motorradfahrer statistisch gesehen in einer pro 7000 gefahrener Stunden einen Unfall, während Reiter im Durchschnitt in einer von 350 Stunden im Umgang mit einem Pferd eine Verletzung erlitten (Silver und Parry 1991). Basierend auf diesen Daten wäre somit das Unfallrisiko im Reitsport 20fach höher als im Motorradsport (Silver und Parry 1991).

Diese Tatsache ist unter anderem dadurch begründet, dass sich Unfälle im Pferdesport im Gegensatz zu denen, die aus anderen unfallträchtigen Sportarten resultieren, nicht nur während der Ausübung des eigentlichen Sportes ereignen. Eine große Anzahl aller pferdesportbedingten Unfälle entstehen im bloßen Umgang mit einem Pferd. So erleiden Reiter bei Tätigkeiten wie der Pflege, dem Führen oder Verladen eines Pferdes in einer hohen Frequenz Verletzungen durch Tritte oder Bisse des Pferdes (Eckert et al. 2011).

2.6 Sicherheit im Reitsport

Das Unfallrisiko im Pferdesport wird sowohl in der allgemeinen Öffentlichkeit als auch von Reitsportlern, verantwortlichen Personen der Reitsportverbände sowie von Sportmedizinern unterschätzt. Die gegenwärtigen Sicherheitsstandards im Reitsport sind entsprechend unbefriedigend. Dabei sind die Möglichkeiten einer Erhöhung der Unfallprävention im Reitsport nicht ausgeschöpft (Hessler et al. 2010). Ein essenzieller Bestandteil der Verhütung von Verletzungen besteht aus einer zeitgemäßen sowie individuell an Reiter und Pferd angepassten Reitausrüstung. Dazu zählt neben einem Reitschutzhelm, einer Reitschutzweste, einer Reithose, Reitstiefeln sowie Reithandschuhen auch ein an das Pferd angepasster Sattel oder die Verwendung von Sicherheitssteigbügeln (Hessler et al. 2009).

2.6.1 Schutzhelme im Reitsport

In der Gegenwart zum Einsatz kommende Reithelme entsprechen dem europäischen Standard für Reithelme aus dem Jahre 1996 (DIN EN 1384/Nov.1996). Diese Europanorm legt Mindestanforderungen fest, die „Schutzhelme für reiterliche Aktivitäten" erfüllen müssen. Die Bestimmung wurde 6 Jahre später durch weitere Belastungsprüfungen ergänzt (A1/Feb.2002) und stellt den gegenwärtigen Sicherheitsstandard für Reithelme dar. Diese Generation von Reithelmen besteht aus einer gepolsterten Innenschale aus Polystyrol sowie einer härteren Außenschale aus Plastik. Zur sicheren Fixierung am Kopf ist ein 3- oder 4-Punkt-Kinnriemen angebracht.

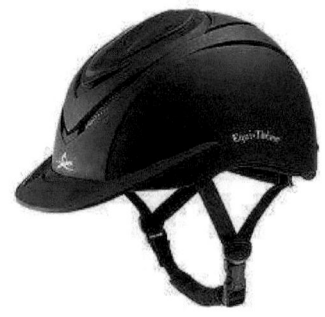

Abbildung 8: Reithelm nach DIN EN 1384

Der Helm soll eine möglichst große Fläche des Kopfes abdecken, vor perforierenden Verletzungen schützen und dämpfend gegenüber stumpfen Traumata wirken. Leider basiert die o. g. DIN-Norm nicht auf der tatsächlichen Schutzqualität des Helmes gegenüber Kopfverletzungen des Reiters sondern beschreibt lediglich die Materialeigenschaften des Helmes wie z. B. die Stoßdämpfung oder die Seitensteifigkeit (Hessler et al. 2010). Somit müssen die gegenwärtigen Sicherheitsstandards von Schutzhelmen im Reitsport berechtigterweise in Frage gestellt werden. Grundsätzlich ist die verletzungspräventive Wirksamkeit von Helmen im Reitsport unumstritten und wird durch die Ergebnisse zahlreicher Arbeitsgruppen belegt (Hamilton und Tranmer 1993, Nelson et al. 1994, Bixby-Hammett 1992, Bond et al. 1995, Chitnavis et al. 1996, Ueeck et al. 2004, Kriss und Kriss 1997, Lim et al. 2003, Kiss et al. 2008). Allerdings existieren in der themenrelevanten Literatur auch Daten, auf deren Basis der Schutzeffekt von Reithelmen zweifelhaft erscheint (McGhee et al. 1987, Watt und Finch 1996, Grossman et al. 1978). So zogen sich z. B. aus einem von Ingemarson et al. untersuchten Kollektiv verunfallter Personen im Pferdesport über 85% der Reiter, die zum Unfallzeitpunkt einen Helm trugen, schwere Kopfverletzungen zu (Hessler et al. 2010, Ingemarson et al. 1989).

2.6.2 Schutzwesten im Reitsport

Ebenso wie bei den Schutzhelmen basiert die Erfüllung der Europäischen Norm EN 13158 ("Schutzjacken, Körper- und Schulterprotektoren für Reiter") und EN 340 ("Schutzkleidung – allgemeine Anforderungen") für Sicherheitswesten lediglich auf den Ergebnissen der Testung von Materialeigenschaften. Bei der aktuellen Generation von Schutzwesten muss zwischen verschiedenen Typen unterschieden werden.

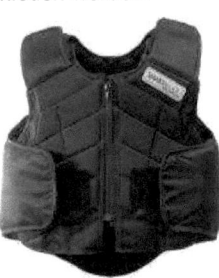
Abbildung 9: Polsterweste

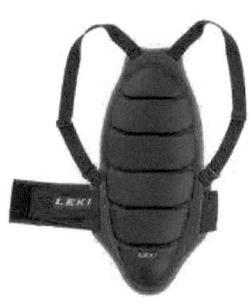
Abbildung 10: Wirbelsäulenprotektor

Zum einen handelt es sich um gepolsterte Westen mit einem Kunststoffmantel unterschiedlicher Dicke (Abb. 9). Bei einem reinen Wirbelsäulenprotektor handelt es sich um flexible, der Wirbelsäule in Reihe aufliegende, stabilisierende Kunststoff-Segmente (Abb. 10).

In den letzten Jahren wurden sogenannte Airbag-Westen entwickelt. Diese Sportwesten bestehen aus leichtem Stoff, in die hochfeste Schlauchsysteme eingearbeitet sind, die im Falle eines Sturzes innerhalb von Sekundenbruchteilen mit CO_2-Gas aus einer Minikartusche gefüllt werden (Abb. 11 und Abb. 12).

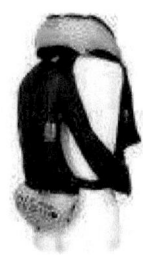

Abbildung 11: Airbagweste

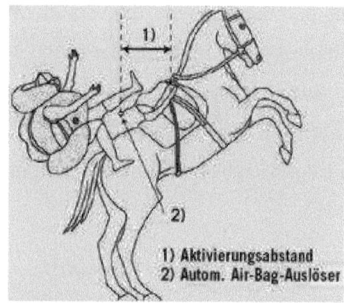

Abbildung 12: Auslösemechanismus der Airbagweste

Durch das Vorhandensein von Hals-, Körper- und Beckenkissen ist der geschützte Raum umfangreicher als der der Standardwesten. Ein weiterer Vorteil ist die erhebliche Verbesserung des Tragekomforts sowie die streng bedarfsgerechte Schutzwirkung. Aus biomechanischer Sicht bieten alle Schutzwestentypen wenig Schutz gegenüber den häufigsten reitsportrelevanten Unfallmechanismen, nämlich dem Sturz auf den Steiß bzw. auf den Kopf des Reiters. Die aus beiden Fällen resultierende axiale Stauchung der betroffenen Wirbelsäulenabschnitte manifestiert sich in dem Großteil der Fälle in Wirbelkörperkompressionsfrakturen bei den verunfallten Reitern (Abb. 13, 14 und 15).

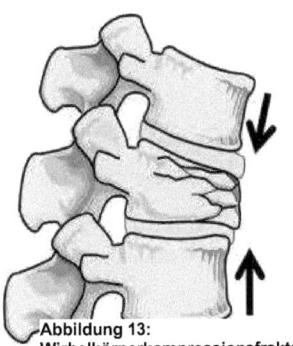
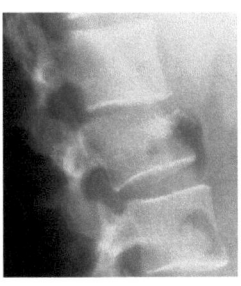
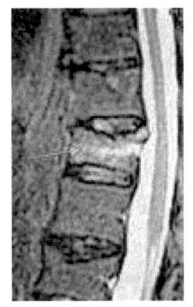

Abbildung 13:
Wirbelkörperkompressionsfraktur

Abbildung 14:
Röntgenbild einer Wirbelkörperkompressionsfraktur

Abbildung 15:
MRT einer Wirbelkörperkompressionsfraktur

Hingegen ist ein Schutz gegenüber Distraktionsverletzungen der Wirbelsäule durch die beschriebenen Schutzwestensysteme, besonders durch die o. g. Protektoren vorstellbar. Die bei diesem Verletzungstyp häufig zugrundeliegenden Unfallmechanismen, wie sie bei Hochrasanztraumata im Motorsport zustande kommen, sind im Reitsport allerdings sehr selten (Hessler et al. 2011a). Gemäß der aktuellen Literatur ist die Verwendung von Reitschutzwesten noch sehr selten. Gründe dafür könnten der ungenügende Tragekomfort sein.

Welchen Schutz gegenwärtig im Handel erwerbbare Sicherheitswesten und Körperprotektoren im Falle eines Reitunfalls leisten, ist allerdings aufgrund der mangelhaften Datenlage zu diesem Thema nicht beurteilbar. Seitdem D'Abreu im Jahre 1976 den Einsatz von Körperprotektoren aufgrund einer Reduktion spinaler Verletzungen bei professionellen Jockeys in Großbritannien durch die Verwendung von Schutzwesten forderten (D´Abreu 1976), wurden keine validen Daten veröffentlicht, auf deren Basis der Einsatz von Körperprotektoren im Reitsport empfohlen werden könnte (Hessler et al. 2011a, Roe et al. 2003).

2.7 Gegenwärtige Sicherheitsstandards

Auf den meisten Ländern dieser Erde, wie auch in der Bundesrepublik Deutschland, existiert keine generelle Schutzhelm- oder Schutzwestenpflicht für Pferdesportler. Passend dazu beträgt die Rate regelmäßiger Nutzung von

Schutzkleidung beim Pferdesport durch Reiter weniger als 50% (Ball et al. 2007, Chitnavis et al. 1996, Ingemarson et al. 1989, Kiss et al. 2008, Kriss und Kriss 1997). Gründe wie Eitelkeit und ungenügender Tragekomfort scheinen dabei eine Relevanz zu haben. Einige Reiter fühlen sich beim Tragen einer Sicherheitsweste in ihrer Bewegung eingeschränkt. In der vorliegenden Studie gaben Betroffene an, die Weste hätte sie am physiologischen Stürzen gehindert, zudem sei das Aufsitzen erschwert. Allerdings ist in der BRD das Tragen von Helmen mittlerweile bei den meisten Turnierdisziplinen, sowie beim Vielseitigkeitsreiten die zusätzliche Verwendung von Westen, Pflicht und ein Großteil der Reitschulen besteht allein aus Haftungsgründen auf eine Helmnutzung ihrer Mitglieder während der Ausübung reiterlicher Aktivitäten (Hessler et al. 2010).

Ebenso wie die Nutzung von Schutzkleidung beim Reitsport stellen der Erwerb von Reitabzeichen oder die Teilnahme an Falltrainingsprogrammen für Reiter keine verpflichtenden Voraussetzungen für den Umgang mit einem Pferd dar. Allerdings werden Reitsportausbildungen wie z. B. der Deutsche Reitpass (DRP) als auch Falltrainingsprogramme in zunehmendem Maße von der Deutschen Reiterlichen Vereinigung (FN) für Reiter angeboten. Dabei vermitteln Lehrgänge wie z. B. der Erwerb des FN-Abzeichens dem Reiter wichtige Grundlagenkenntnisse, die für das Reiten auf einem Pferd sowie für den Umgang mit einem Pferd bedeutsam und unfallpräventiv sind.

2.8 Zielsetzung dieser Arbeit

Die Erhöhung der Sicherheit im Reitsport stellt eine bedeutsame und bislang unzureichend bearbeitete Aufgabe für Reitsportverbände, Sportmediziner und für die Reiter selbst dar (Hessler et al. 2011a). Voraussetzung für die Reduktion von Unfällen und somit von Verletzungen im Reitsport ist ein ausreichender Kenntnisstand über Unfallursachen und -mechanismen sowie über resultierende Verletzungen. Basierend auf diesen Kenntnissen könnte dann in der Zukunft effektive Reitschutzkleidung entwickelt werden, die gezielt verletzungsgefährdete Körperregionen schützt oder oft zustande kommende Unfallmechanismen verhindert.

Durch die in dieser Promotionsschrift präsentierten Ergebnisse soll der Kenntnisstand über Unfallursachen und –mechanismen sowie über reitunfallbedingte Verletzungen erhöht werden. Dafür wurden prospektiv über einen Zeitraum von 12 Monaten (01.01.2010 – 31.12.2010) 283 Reitunfälle, die in einem von 7 Hamburger unfallchirurgischen Kliniken behandelt wurden, analysiert. Davon konnten in 154 Fällen zusätzliche Informationen zu Unfallursache, -hergang, Pferd, Reiterfahrung und Schutzkleidung anhand eines Fragebogens, der durch die Verunfallten beantwortet wurde, erhoben werden (Anlage 1). Die Daten dieser Studie und die daraus gewonnenen Kenntnisse könnten als Grundlage für die Optimierung von Reitschutzkleidung dienen sowie zur Verbesserung der Sicherheitsstandards im Reitsport beitragen.

3 Material und Methoden

3.1 Allgemeines

3.1.1 Patienten

In diese prospektive Multicenterstudie wurden Patienten jeden Lebensalters eingeschlossen, die zwischen dem 01.01.2010 und dem 31.12.2010 aufgrund eines Reitunfalles in einem an dieser Studie teilnehmenden Krankenhaus ambulant oder stationär behandelt wurden und der Studienteilnahme schriftlich zustimmen konnten und zustimmten. Ausgeschlossen wurden Patienten, die zum Zeitpunkt der Durchführung dieser Studie dement waren oder an psychiatrischen Erkrankungen litten.

3.1.2 Definition eines Reitunfalls

Als Reitunfall wurde jeder Unfall definiert, der aus dem Umgang mit einem Pferd resultierte. Dazu zählten neben Stürzen vom Pferd und mit dem Pferd auch Tritte und Bisse sowie Unfälle, die aus dem Pflegen oder Führen eines Pferdes entstanden.

3.1.3 Kliniken

Vor Beginn dieser Studie wurde 17 Hamburger Unfallchirurgischen Kliniken / Abteilungen die Teilnahme an dieser Studie angeboten. Die Anfrage erfolgte schriftlich per Post oder E-mail an den leitenden Arzt der jeweiligen Klinik / Abteilung. Es handelte sich um folgende Kliniken.

- Diakonie-Klinikum Hamburg

- Albertinen-Krankenhaus

- Asklepios Klinik Altona

- Asklepios Klink Barmbek

- Asklepios Klinik Harburg

- Asklepios Klinik Nord

- Asklepios Klinik St. Georg

- Asklepios Klinik Wandsbek
- Asklepios Westklinikum Hamburg
- Berufsgenossenschaftliches Unfallkrankenhaus Hamburg-Boberg
- Bethesda Krankenhaus Bergedorf
- Bundeswehrkrankenhaus Hamburg
- Evangelisches Amalie Sieveking Krankenhaus
- Katholisches Marienkrankenhaus
- Katholisches Kinderkrankenhaus Wilhelmsstift
- Kinderkrankenhaus Altona
- Schön Klinik Hamburg-Eilbek
- Universitätsklinikum Hamburg-Eppendorf
- Wilhelmsburger Krankenhaus Groß-Sand

3.1.3.1   Kooperierende Kliniken

Von den oben genannten Krankenhäusern teilten 7 Kliniken ihre Bereitschaft der Teilnahme an dieser Studie mit und nahmen an dieser Studie teil. Es handelte sich um folgende Kliniken:

- Asklepios Klinik Harburg
- Asklepios Klinik Nord
- Asklepios Klinik St. Georg
- Asklepios Westklinikum Hamburg
- Berufsgenossenschaftliches Unfallkrankenhaus Hamburg-Boberg
- Kinderkrankenhaus Altona
- Universitätsklinikum Hamburg-Eppendorf

3.1.3.2   Nicht-kooperierende Kliniken

Zwölf Kliniken, denen die Teilnahme an dieser Studie angeboten wurde, stimmten einer Teilnahme nicht zu.

3.2 Evaluation und Dokumentation der Daten

3.2.1 Klinikdokumentation

Bei jedem Patienten, der eine an dieser Studie teilnehmende Klinik aufgrund eines Reitunfalls aufsuchte, holte der behandelnde Arzt / die behandelnde Ärztin eine Einwilligung zur Teilnahme an dieser Studie und der damit zusammenhängenden Datenverarbeitung ein (Anlage 2). Bei Minderjährigen erfolgte die Zustimmung zur Studienteilnahme durch den Erziehungsberechtigten (Anlage 3). Dabei wurden die Patienten / die Erziehungsberechtigten sowohl mündlich als auch schriftlich umfassend über Inhalt und Zweck sowie über die datenschutzrechtlichen Bedingungen dieser Studie informiert (Anlagen 4 und 5). Nach Unterzeichnung der Einwilligungserklärung durch den Studienteilnehmer / die Studienteilnehmerin klebte der behandelnde Arzt / die behandelnde Ärztin des Kooperationskrankenhauses ein Etikett mit Namen, Adresse und Unterlagenquelle (Fallnummer) in ein dafür vorgesehenes Buch. Die unterzeichneten Einwilligungserklärungen wurden zur sicheren Verwahrung an den Projektleiter dieser Studie (= Doktorvater dieser Dissertation) per Post geschickt.

3.2.1.1 Übernahme der Klinikdokumentation

Einmal im Monat suchte die Autorin dieser Arbeit die kooperierenden Kliniken auf. Vor Ort konnten anhand des o.g. Buches die Studienteilnehmer identifiziert und folgende Daten anhand der zur Verfügung stehenden klinikinternen Dokumentation auf einen klinikexternen Laptop übertragen werden:

- Zeitpunkt des Unfalls
- unfallbedingte Verletzungen
- unfallbedingte Therapiemaßnahmen
- Dauer der Krankenhausbehandlung

Aus Gründen des Datenschutzes wurde die persönlichen Daten der Studienteilnehmer durch einen Code substituiert, der als Einweg-Schlüssel aus Namens- und Geburtstagsbestandteilen gebildet wurde (2. Buchstabe des

Vornamens, Anzahl der Buchstaben des Nachnamens und Summe aus Tages- und Monatsangaben des Geburtsdatums. Beispiel: Sarah Becker, geb. am 12.4.1990 = A616). Unabhängig davon wurden der Name und die Adresse der Studienteilnehmer auf einem gesonderten Datenträger (USB-Stick) dokumentiert, ohne dass diese Daten zu einem späteren Zeitpunkt auf einer Festplatte gespeichert wurden.

3.2.2 Dokumentation der Studienteilnehmer

Die auf o. g. USB-Stick dokumentierten persönlichen Daten wurden ausschließlich zur Übersendung eines Fragebogens (Anlage 1) an die Studienteilnehmer genutzt, mit der Bitte selbigen zu beantworten und an die Autorin dieser Arbeit zurückzusenden. Dieser Fragebogen diente der Ermittlung folgender Informationen:

- Angaben zum Pferd (z. B. Alter, Ausbildung)
- Angaben zum Reiter (z. B. Ausbildung)
- Art des Unfalls (z. B. Sturz, Tritt, Biss)
- Ort des Unfalls (z. B. Halle, Gelände)
- Unfallsituation (z. B. Turnier, Training)
- Disziplin zum Unfallzeitpunkt (z. B. Springen, Dressur)
- Bekanntheitsgrad zwischen Reiter und Pferd (z. B. erster Ritt, seit ca. 1 Monat)
- verwendete Ausrüstung zum Unfallzeitpunkt (z. B. Satteltyp, Art des Schutzhelmes)
- subjektive Einschätzung des Unfallablaufes durch den Reiter (z. B. Boden-, Lichtverhältnisse)
- bereits stattgehabte Unfälle des gleichen Pferdes
- Teilnahme des Reiters an Falltrainingsprogrammen

Der Fragebogen trug zur Kennzeichnung ebenfalls nicht den Namen des Studienteilnehmers / der Studienteilnehmerin, sondern dasselbe Pseudonym wie der entsprechende Klinik-Datensatz aufwies. Aus dem Anschreiben an die Studienteilnehmer ging hervor, dass eine Absenderangabe bei der Rücksendung des ausgefüllten Fragebogens unterbleiben sollte (Anlage 1).

3.2.2.1 Übernahme Dokumentation der Studienteilnehmer

Nach Rücksendung der Fragebögen wurden die darauf dokumentierten Ergebnisse in der bereits vorhandenen Excel Datei übertragen, so dass alle in dieser Studie ermittelten Daten in einer Tabelle darstellbar waren. Unmittelbar nach Abschluss der Dokumentation dieser Daten in die Excel Datei wurden alle persönlichen Daten der Studienteilnehmer gelöscht.

3.3 Auswertung der Daten

Die Auswertung erfolgte nach Abschluss der Datendokumentation aller Studienteilnehmer. Es wurde ein formaler Abschlussbericht erstellt. Hierin fand eine umfangreiche Darstellung der Studienteilnehmerdemographie sowie des Risikoprofils mit Mittelwerten und Median statt. Die Interpretation der sekundären Kriterien bzw. Subgruppen wurde strikt explorativ gehalten.

3.4 Aufbewahrung der Studiendaten

Eine Aufbewahrung der Daten dieser Studie über einen Zeitraum von 5 Jahren nach Abschluss der Studie wird gewährleistet. Zugriff auf diese Daten hat dann nur noch der Projektleiter dieser Studie (= Doktorvater dieser Dissertation).

3.5 Ethik und Datenschutz

Die Durchführung dieser Studie entsprach sowohl den Anforderungen der Ethikkommission der Ärztekammer Hamburg wie denen des Datenschutzbeauftragten der Stadt Hamburg.

4 Ergebnisse

4.1 Reiter

In der vorliegenden Arbeit werden die Daten von 283 verunfallten Reiter präsentiert. Die Unfälle ereigneten sich in einem Zeitraum von 12 Monaten (01.01.2010 – 31.12.2010). Anschließend wurden die Verunfallten in einer an dieser Studie teilnehmenden Kliniken behandelt. Einhundertvierundfünfzig (54,4%) Reiter beantworteten zusätzlich einen Fragebogen (Anlage 1), so dass von diesen Verunfallten Informationen zu Unfallursache, -hergang, Pferd, Reiterfahrung und Schutzkleidung evaluiert werden konnten. Einhundertfünfundzwanzig (44,2%) Reiter beantworteten diesen Fragebogen nicht oder füllten selbigen nur unvollständig aus (n=4; 1,4%).

Einhundertvierundvierzig (50,9%) verunfallte Reiter wurden im Berufsgenossenschaftlichen Unfallkrankenhaus Hamburg-Boberg behandelt, 43 (15,2%) in dem Asklepios Klinikum Nord, 34 (12,0%) im Universitätsklinikum Hamburg-Eppendorf, 22 (7,8%) im Kinderkrankenhaus Altona, 18 (6,4%) im Asklepios Westklinikum Hamburg, 15 (5,3%) in dem Asklepios Klinikum Harburg und 7 (2,5%) in dem Asklepios Klinikum St. Georg.

4.1.1 Alter und Geschlecht

Es handelte sich um 247 (87,3%) weibliche und 36 (12,7%) Patienten männliche Reiter. Das Durchschnittsalter zum Zeitpunkt des Unfalls betrug 26,6 Jahre (range 2 - 74 Jahre). Achtundneunzig (34,6%) verunfallte Reiter waren jünger als 18 Jahre (Abb. 16).

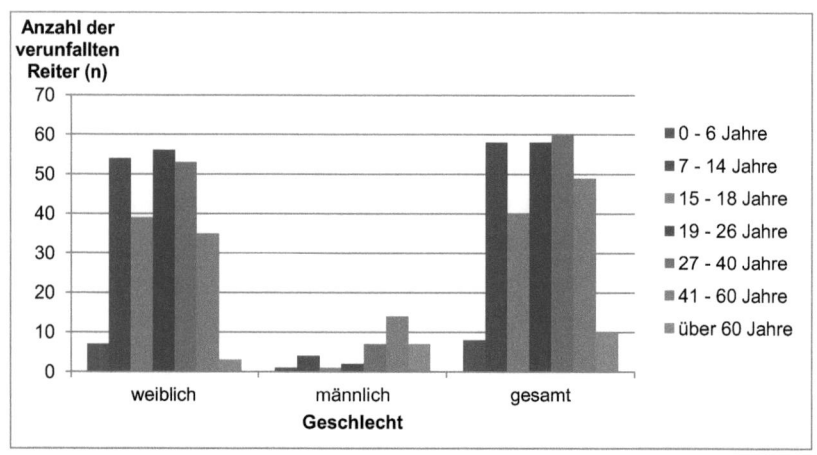

Abbildung 16: Altersverteilung nach Geschlecht

4.1.2 Reiterfahrung

In 154 (54,4%) Fällen war die Reiterfahrung der verunfallten Reiter bekannt. Einhundertachtundvierzig (52,3%) Reiter verfügten zum Zeitpunkt des Unfalls über mehr als 6 Monate Reiterfahrung. Davon absolvierten 44 (15,6%) Reiter eine klassische Reitausbildung (Leistungsklasse). Sechs (2,1%) Reiter hatten weniger als 6 Monate Reiterfahrung. Zwanzig (7,1%) Verunfallte waren Berufsreiter.

4.1.3 Arbeitsunfälle

Für 33 (11,7%) Reiter stellte der Reitunfall einen Arbeitsunfall dar. Vierundzwanzig (8,5%) Arbeitsunfälle wurden in dem Berufsgenossenschaftlichen Unfallkrankenhaus Hamburg-Boberg therapiert, 4 (1,4%) in der Asklepios Klinik Nord, 2 (0,7%) im Westklinikum Rissen, 1 (0,4%) Patient im Altonaer Kinderkrankenhaus während des pädagogischen Reitens, 1 (0,4%) in Harburg und 1 (0,4%) im Universitätsklinikum Hamburg-Eppendorf. Bei 4 berufsbedingten Unfällen wurde die voraussichtliche Dauer der Arbeitsunfähigkeit angegeben. In einem Fall lag diese Dauer bei 11 Tagen, in einem Fall bei 1 Monat, in einem weiteren Fall bei mindestens 6 Wochen und in einem weiteren bei 8-10 Wochen.

Vierzehn (5,0%) Reiter wurden stationär aufgenommen. Die durchschnittliche stationäre Behandlungsdauer der Arbeitsunfälle lag bei 7,2 Tagen (range 1 – 16). Neunzehn (6,7%) Patienten wurden ambulant behandelt. Zwölf (4,2%) Verletzte mussten sich einer Operation unterziehen und 21 (7,4%) konnten konservativ therapiert werden.

4.1.4 Unfallprävention

4.1.4.1   Schutzkleidung

In 154 (54,4%) Fällen war bekannt, ob die verunfallten Reiter einen Helm oder eine Schutzweste trugen oder nicht. Neunundneunzig (35,0%) Reiter nutzten zum Unfallzeitpunkt einen Kopfschutz, 55 (19,4%) nutzten keinen. Zweiundzwanzig (7,8%) Reiter trugen zum Unfallzeitpunkt eine Schutzweste, davon trug ein Reiter (0,4%) zusätzlich einen Nackenschutz. Einhundertzweiunddreißig (46,6%) benutzten zum Unfallzeitpunkt keine Schutzweste.

4.1.4.1.1   Helmträger

Dreiundneunzig (32,9%) Helmträger befanden sich zum Unfallzeitpunkt auf dem Pferd während 6 (2,1%) das Pferd pflegten, führten oder fütterten. In 5 (1,8%) Fällen wurde der Helm durch den Reitunfall beschädigt. Zehn (3,5%) Helmträger verwendeten den Helm nach dem Reitunfall nicht weiter. Die Altersverteilung der Helmträger ist in Abbildung 17a grafisch dargestellt.

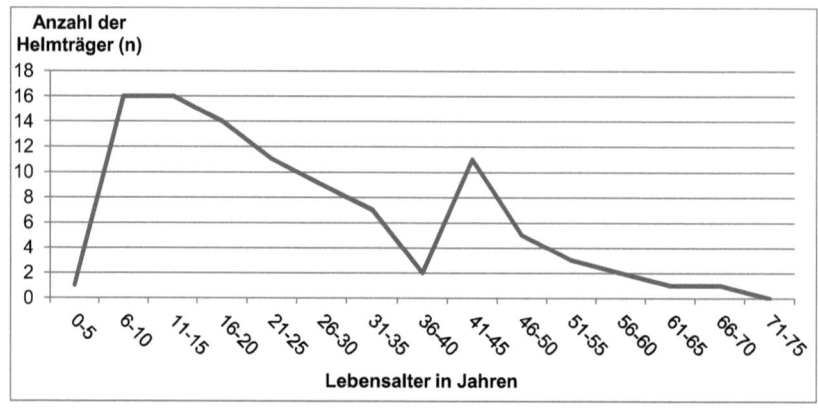

Abbildung 17a: Altersverteilung der Helmträger

4.1.4.1.2 Schutzwestenträger

Insgesamt 22 Reiter trugen zum Unfallzeitpunkt eine Schutzweste.

Neunzehn (6,7%) Schutzwestenträger befanden sich zum Unfallzeitpunkt auf dem Pferd, während 3 (1,1%) das Pferd pflegten, führten oder fütterten. Die Altersverteilung der Schutzwestenträger ist in Abbildung 17b grafisch dargestellt.

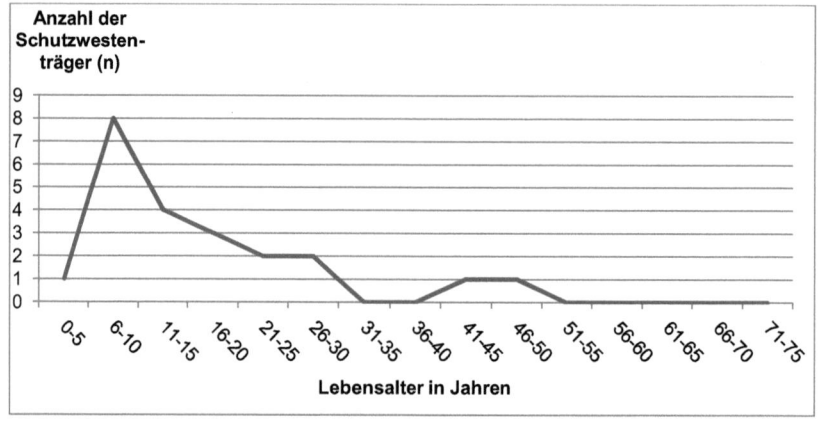

Abbildung 17b: Altersverteilung der Schutzwestenträger

4.1.4.2 Falltrainingsprogramme

In 154 (54,4%) Fällen war bekannt, ob die verunfallten Reiter vor dem Unfallereignis schon einmal an einem Falltrainingsprogramm für Reiter teilgenommen haben. Dreiundfünfzig (18,7%) Reiter hatten schon mindestens einmal an einem Falltrainingsprogramm teilgenommen, 101 (35,7%) Reiter verfügten diesbezüglich über keinerlei Erfahrung.

4.2 Pferd

In 154 (54,4%) Fällen waren Informationen über die am Unfall beteiligten Pferde bekannt. Zum Unfallzeitpunkt waren 34 (12,0%) Pferde jünger als 4 Jahre alt, bei 83 (29,3%) Pferden lag das Lebensalter zwischen 4 und 13 Jahren und 37 (13,1%) Pferde waren älter als 13 Jahre. Das durchschnittliche Lebensalter der Pferde betrug zum Zeitpunkt des Unfalls 9,3 Jahre (range 1-25 Jahre). Es handelte sich um 82 (29,0%) Wallache, 68 (24,0%) Stuten und 4 (1,4%) Hengste.

Bei 5 (1,8%) Pferden betrug das Stockmaß unter 147 cm und bei 132 (46,6%) Pferden zwischen 148 cm und 169 cm. Siebzehn (6,0%) Pferde waren größer als 169 cm.

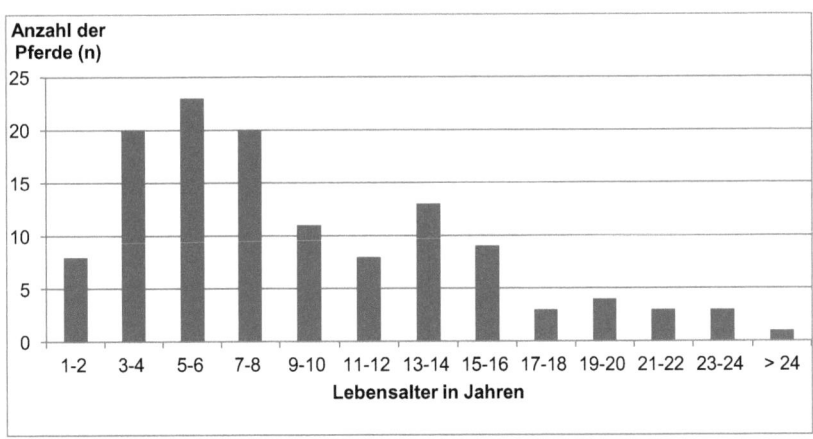

Abbildung 18: Altersverteilung der Pferde

Es handelte sich um 56 (19,8%) Freizeitpferde, 52 (18,4%) Turnierpferde, 35 (12,4%) Schulpferde und 11 (3,9%) Zuchthengste oder –stuten.

In 15 (5,3%) Fällen geschah der Unfall beim ersten gemeinsamen Ritt zwischen Reiter und Pferd. In 19 (6,7%) Fällen kannten sich Reiter und Pferd zum Unfallzeitpunkt weniger lang als 4 Wochen, in 32 (11,3%) Fällen länger als 4 Wochen und weniger lang als 6 Monate, in 39 (13,8%) Fällen länger als 6 Monate und weniger lang als 2 Jahre und in 49 (17,3%) Fällen kannten sich Reiter und Pferd zum Unfallzeitpunkt länger 2 Jahre.

4.2.1 Ausrüstung

35,7% (n=101) aller Befragten nutzten zum Zeitpunkt des Unfalls Sattel und Trense. Zusätzliche Hilfszügel wurden in 9,2% (n=26) verwendet. 5,0% (n=14) der Verunfallten sind zum Unfallzeitpunkt ohne Sattel geritten. Verletzungen erfolgten in 1,4% (n=4) beim Gebrauch einer Longe. Da 101 Unfälle beim Umgang mit dem Pferd geschahen, wurden entsprechend 32 (11,3%) Halfter und Führstricke gebraucht. Zu 1,1% (n=3) ereignete sich der Unfall ohne Zaumzeug oder Halfter, da sich das Pferd zum Unfallzeitpunkt in der Box befand.

4.3 Unfall

4.3.1 Unfallmechanismus

Der Sturz vom Pferd war die am meisten frequentierte Unfallursache aller Reitunfälle dieser Studie (53,0%; n=150). Davon stürzten 9 Reiter vom oder mit Pferd und wurden durch die folgenden Tritte des Tieres geschädigt (3,2%). Die zweithäufigste Ursache für Verletzungen im Reitsport stellte mit 11,7% (n=33) der Huftritt dar. Der Tritt als ausschließlich vertikale Krafteinwirkung des Pferdehufes, meist auf den Fuß des Reiters, ist als versehentlich anzusehen. Der Hufschlag, in der englischen Literatur als „kick" bezeichnet, wurde in 27 (9,5%) Fällen dokumentiert. Fünfundzwanzig (8,8%) Patienten stürzten mit dem Pferd. Zu den weniger häufigen Unfällen zählten Quetschungen oder Stöße durch das Pferd (n=20; 7,1%) und Verletzungen des Reiters am Zaumzeug, Führstrick oder Longe (n=13; 4,6%). Verletzungen durch Kollision des Reiters mit einem Hindernis beim Reiten sind den Stößen, wie auch der Kopfschlag eines Pferdes, zugeordnet. Sieben (2,5%) Verletzungen wurden durch einen Biss verursacht.

Für 4 (1,4%) Verletzungen war der alleinige Sturz des Pferdes ursächlich. Vier (1,4%) Unfallmechanismen sind zu den sonstigen hinzuzuzählen, wie eine Verletzung im Steigbügel, durch ein Gespann, der Sprung vom Pferd beim Voltigieren oder ein Verdrehtrauma bei einer Reitjagd.

4.3.2 Unfallursache

Die häufigsten Unfallursachen waren ein durch äußere Einflüsse erschrecktes Pferd (n=68; 24,0%), ein aus unklarer Ursache buckelndes Pferd (n=39; 13,8%), schlechte Bodenverhältnisse (n=23, 8,1%), ein unzureichender Leistungsstand des Reiters (n=12, 4,2%), ein Konflikt mit einem anderen Pferd (n=8, 2,8%) und ein gestresstes Pferd aufgrund einer Tierarztbehandlung bzw. einer Fell- oder Hufpflege (n=4, 1,4%).

4.3.3 Unfallort und -situation

Achtundfünfzig Unfälle (20,5%) ereigneten sich in einer Halle, 34 (12,0%) im Gelände und 29 (10,3%) auf dem Außenplatz. Sechzehn Reiter (5,7%) verletzten sich in einem Stall bei der Pferdepflege oder –versorgung, 10 (3,5%) auf dem Weidegang oder auf der Koppel, 3 (1,1%) an sonstigen Orten wie einer Galoppbahn, einem Paddock oder einer Deckstation. Jeweils 2 Reiter (0,7%) verunfallten auf einem Pferdehänger während eines Verladevorganges bzw. auf einer öffentlichen Straße.

2,5% (8/283) aller Unfälle erfolgten auf einem Turnier. Achtundfünfzig Reiter (19,1%) verunglückten während des Trainings und 29,3% (88/283) in der Freizeit.

Die Dressur war mit 13,4% (n=38) die häufigste Unfalldisziplin, gefolgt von einem Geländeritt (n=24; 8,5%). Zwanzig Reiter (7,1%) verunglückten beim Springreiten, 10 (3,5%) in der Vielseitigkeit, 2 (0,7%) beim Polo, 1 (0,4%) beim Jagdreiten. Dreizehn Studienteilnehmer (4,6%) verunfallten während der Ausführung einer „anderen Disziplin", von der keine expliziteren Angaben vorlagen.

Von 154 evaluierten Fragebögen zählten 4,2% (12/283) der Befragten vorherige Stürze des Pferdes in der Vergangenheit auf. Die absolute Mehrheit (50,2%, n=142) erinnerte sich an keinen vorherigen Sturz.

4.3.4 Umstände und Zeit des Unfalls

Die überwiegende Anzahl aller Unfälle ereignete sich im Frühjahr und Sommer. Die wenigsten Verletzungen traten in den Schlechtwettermonaten, Februar und November auf.

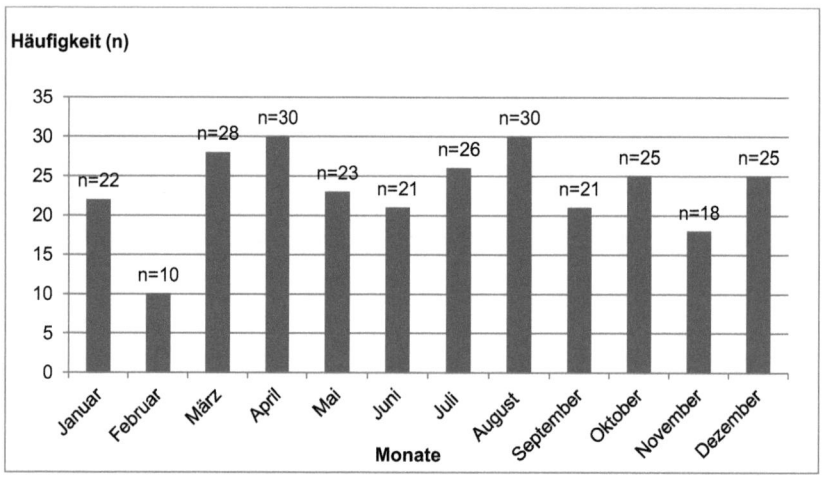

Abbildung 19: Unfälle in Abhängigkeit des Monats

4.4 Verletzungen und Therapie

Alle 283 Verunfallten (100%) erlitten durch den Reitunfall Verletzungen. Dabei zogen sich 202 Patienten eine und 81 mehrere Verletzungen zu. Aus den 283 Unfällen ergaben sich insgesamt 412 Verletzungen.

Bezogen auf das Gesamtkollektiv wurden 62,2% (176/283) ambulant und 37,8% (107/283) stationär behandelt. Die durchschnittliche stationäre Behandlungsdauer betrug 5,6 Tagen (range 1 – 37 Tage).

4.4.1 Patienten mit multiplen Verletzungen

202 Reiter (71,4%) erlitten durch den Reitunfall Verletzungen an einer Körperregion, 81 Reiter (28,6%) zogen sich Verletzungen an verschiedenen Köperregionen zu.

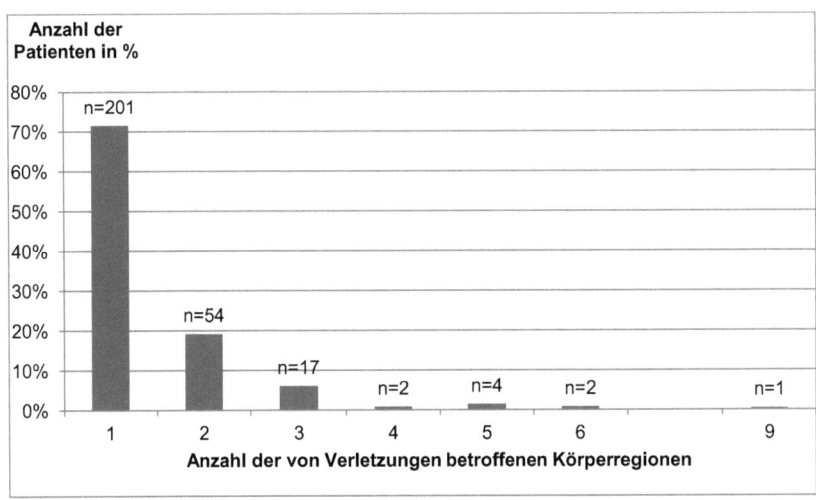

Abbildung 20: Häufigkeit von Einzelverletzungen und kombinierten Verletzungen

Entsprechend dieser Grafik handelte es sich bei über 70% aller Verletzungen um Einzelverletzungen. In 28,6% aller Unfälle waren multiple Körperregionen verletzt.

4.4.2 Art der Verletzungen

Die geschlossenen Weichteilverletzungen stellten mit 187 Fällen die häufigste Verletzungsart dar. So erlitten 145 Patienten (51,2%) insgesamt 146 Prellungen, 28 Distorsionen, 7 Quetschungen, 5 Strecksehnenabrisse und eine Achillessehnenzerrung.

Bei 122 Reitern wurden insgesamt 149 Frakturen diagnostiziert. Bezüglich der Einteilung der Frakturen werden verschiedene Typen unterschieden. Offene oder geschlossene Frakturen, disloziert oder nicht disloziert, stabil oder instabil.

Frakturen (n=149)	(n)	(%)
Mit Gelenkbeteiligung	9	3,2
Epiphyseolyse	2	0,7
Offen disloziert	5	1,8
Mit neurologischem Defizit	4	1,4
Multiple Frakturen	26	9,2
Einfache Frakturen	103	36,4
Summe	149	52,7

Tabelle 1: Frakturtypen

Insgesamt 26 Patienten (9,2%) erlitten multiple Frakturen.

Dreiunddreißig Reiter (11,7%) wiesen insgesamt 35 offene Weichteilverletzungen auf, die überwiegend im Gesichtsbereich (n=13; 4,6%) und an der oberen Extremität (n=12; 4,2%) lokalisiert waren, gefolgt vom Kopf (n=6; 2,1%) und der unteren Extremität (n=4; 1,4%) (Platz-, Riss- und Schnittwunden, sowie Bissverletzungen).

Dreiunddreißig Reiter (11,7%) erlitten Schädel-Hirn-Traumata. Fünf Patienten (1,8%) wiesen Blutungen auf. Ein Patient, der vom Pferd stürzte und ein Schädel-Hirn-Trauma (0,4%) erlitt, musste zeitgleich aufgrund von Kammerflimmern reanimiert werden. Verletzungen innerer Organe bei stumpfen Bauchtraumata waren mit 3,5% (n=10) eher selten. Amputationen kamen äußerst selten vor (n=2, 0,7%). Sie betrafen den Daumen oder Ringfinger und wurden durch Zug am Zaumzeug oder am Führstrick verursacht.

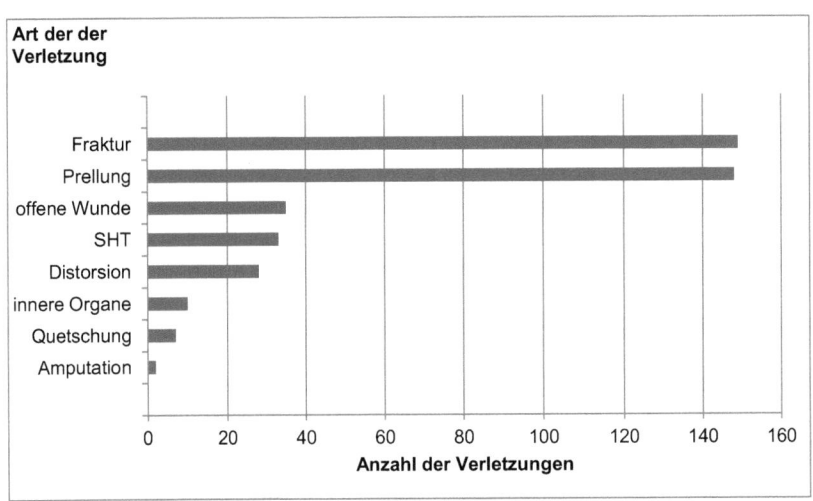

Abbildung 21: Art der Verletzungen

4.4.3 Lokalisation der Verletzungen

Die am häufigsten verletzte Körperregion stellte mit 73 betroffenen Reitern (25,8%) der Kopf dar. Aufgrund multipler Verletzungen waren insgesamt 105 Kopfverletzungen zu verzeichnen. Der Kopf war zudem die einzige Körperregion, die mehr als 2 verschiedene Verletzungen durch ein Unfallereignis aufwies. Die Hand war mit 16,6% der Reiter (n=47) die zweithäufigst betroffene Lokalisation. Es folgten die Wirbelsäule in 16,3% (n=46), der Fuß in 10,6% (n=30) und der Thorax in 10,6% (n=30). Unterarm (9,5%; n=27), Oberarm (7,8%; n=22) und Ellenbogen (2,8%; n=8) machten als Gesamtheit der oberen Extremität zusammen mehr als 37,1% aus (n=105). Die gesamte untere Extremität zeigte sich bei 72 Verunfallten (25,4%) als verletzte Region. Weniger Verletzungen lokalisierten sich mit 7,1% (n=20) im Bereich des Beckens, schulternah mit 6,7% (n=19) und dem Abdomen mit 3,5% (n=10). Der Hals war mit 0,4% (n=1) selten betroffen, ebenso wie Verletzungen der peripheren Nerven zu 1,1% (n=3).

4.4.3.1 Kopfverletzungen

4.4.3.1.1 Unfallursache

Die folgenden Prozentangaben beziehen sich auf das Subkollektiv der Reiter mit Kopfverletzungen (n=73). 67,1% (49/73) aller kopfverletzten Reiter stürzten vom Pferd, wobei 12,3% (9/73) mit Pferd stürzten. Ein Reiter (1,4%) stürzte und wurde in der Folge vom Pferd überrannt. Der Hufschlag war in 14 Fällen (19,2%) ursächlich, der Pferdetritt in 2 Fällen (2,7%) in Form des Überrennens. Sechs Reiter (8,2%) kollidierten mit einem steigenden Pferd. Ein Reiter (1,4%) erlitt durch einen Pferdebiss eine schwerwiegende Verletzung am Kopf.

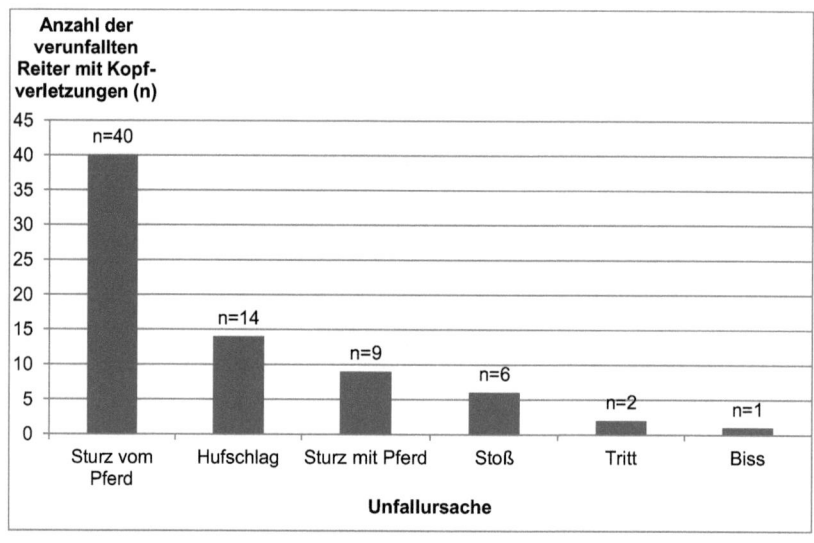

Abbildung 22: Unfallursache der Kopfverletzungen

4.4.3.1.2 Art der Kopfverletzung

Dreiundsiebzig Reiter verletzten sich infolge eines Reitunfalls am Kopf. Die folgenden Prozentangaben beziehen sich auf die 73 Kopfverletzten. Fünfundfünfzig Kopfverletzte (75,3%) erfuhren Einfachverletzungen und 18 (24,7%) multiple, sodass insgesamt 105 Verletzungen des Kopfes zu verzeichnen sind. Die dominierende Kopfverletzung war mit 38,4% (n=28) die Commotio cerebri. Die zweithäufigste Verletzung war die Schädelprellung (21,9%; n=16). Es zeigten sich 3 (4,1%) weitere Prellungen am Kopf lokalisiert, wie Nase (n=2) oder Kinn (n=1).

Bezüglich der Einteilung der Kopfverletzungen waren 45 (61,6%) extrakraniell und 35 (48,0%) intrakraniell lokalisiert. Sieben Reiter (9,6%) erlitten sowohl extra- als auch intrakranielle Läsionen. Fünfzehn Patienten (20,6%) wiesen multiple extrakranielle Verletzungen auf, sodass insgesamt 67 zu verzeichnen waren.

4.4.3.1.2.1 Intrakranielle Verletzungen

In der vorliegenden Studie wurden 33 Schädel-Hirn-Traumata (45,2%) registriert. Nach folgender Einteilung der Schädel-Hirn-Traumata in 3 Schweregrade, zeigte sich die Mehrzahl als Commotio cerebri (38,4%; n=28).

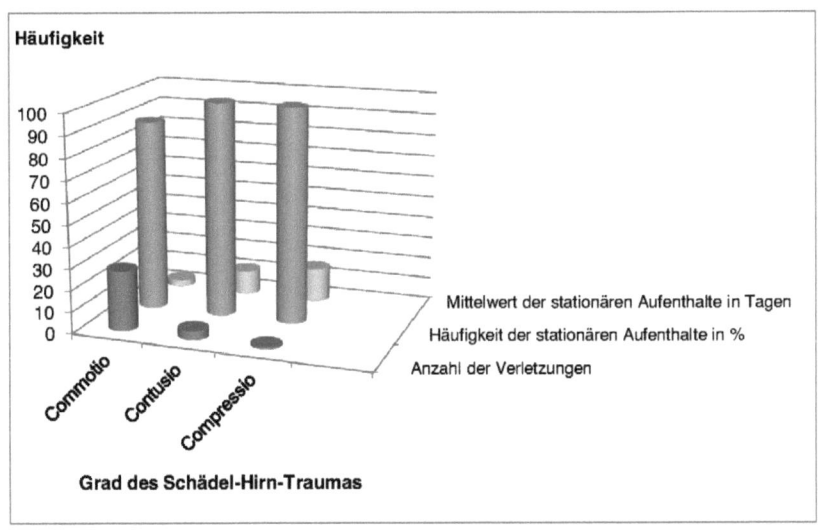

Abbildung 23: Grad des Schädel-Hirn-Traumas bezüglich stationärem Aufenthalt

Fünfunddreißig Reiter (48,0%) erlitten insgesamt 37 intrakranielle Verletzungen. Zwei Verletzte (2,7%) wiesen eine Subarachnoidalblutung und ein gleichzeitiges Subduralhämatom auf. Insgesamt wurden 4 Subarachnoidalblutungen diagnostiziert, eine mit zusätzlichem Ventrikeleinbruch. Zahlenmäßig überwiegt die Commotio cerebri (n=28). In einem Fall war ein Hämatosinus bekannt. Ein Reiter (1,4%) stürzte mit Pferd bei Landung nach einem Sprung auf das Gesicht und erlitt ein traumatisches linksseitiges A. carotis interna-Dissekat, welches zu einem territorialen Mediainfarkt führte.

4.4.3.1.2.2 Extrakranielle Verletzungen

Extrakranielle Verletzungen traten bei 45 Reitern (61,6%) auf und insgesamt zeigten sich 67 dieser Art. Fünfzehn Patienten (20,6%) wiesen mehrere extrakraniell lokalisierte Verletzungen auf. Zahlenmäßig vorherrschend waren die Prellungen des Kopfes (26,0%; n=19); die Schädelprellung selbst trat in 16 Fällen (21,9%) auf. An zweiter Stelle folgten die offenen Wunden (21,9%; n=16), in Form von Platz- und Schnittwunden oder in einem Fall (1,4%) ein ausgerissener großflächiger Weichteildefekt der Unterlippe und des Kinns. Es folgten Orbita- (12,3%; n=9), Unterkiefer- (8,2%; n=6) und Jochbeinfrakturen (6,9%; n=5).

Achtzehn Reiter (24,7%) erlitten Frakturen am Kopf. Insgesamt ergaben sich 36 Kopffrakturen, sodass im Schnitt jeder Kopffraktur-Verletzte 1,8 Frakturen erlitt.

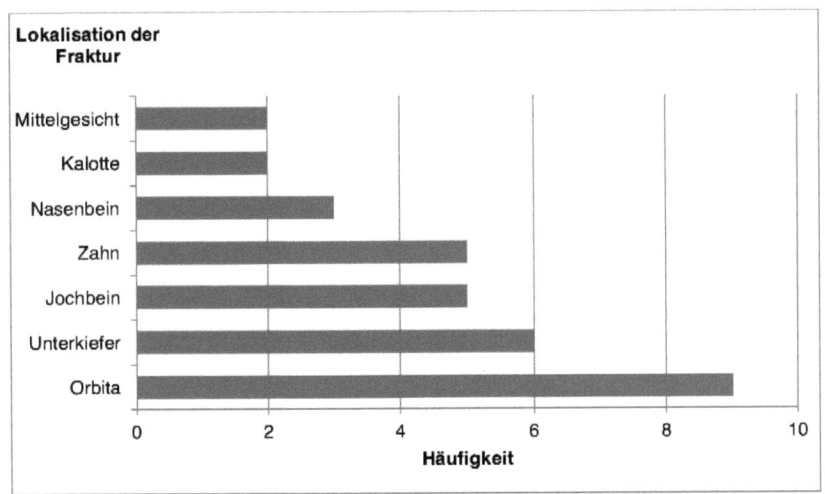

Abbildung 24: Lokalisationen der Frakturen des Kopfes

Fünf Patienten (6,9%) mit Zahnfrakturen, zeigten meist multiple Frakturen, wie Alveolarfortsatzfrakturen oder komplizierte Schmelz- und Dentinfrakturen.

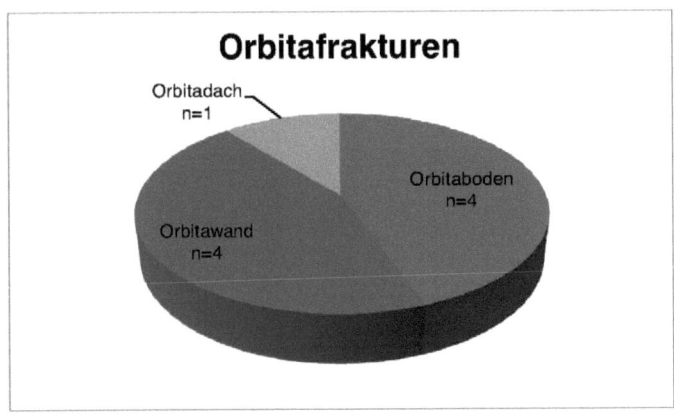

Abbildung 25: Häufigkeitsverteilung der Orbitafrakturen

Bei den Frakturen der Orbita zeigte sich eine Verteilung in Orbitaboden- (5,5%; n=4), Orbitawand- (5,5%; n=4) und Orbitadachfrakturen (1,4%; n=1).

4.4.3.1.3 Therapie der Kopfverletzungen

Vierundzwanzig Patienten (32,9%; 24/73) mussten aufgrund einer reitunfallbedingten Kopfverletzung operiert werden. Aufgrund schwerer Verletzungen mussten 5 Reiter (6,9%; 5/73) mehrfach operiert werden, sodass sich insgesamt 28 Kopfoperationen ergaben.

Die häufigste Ursache für eine operationsbedürftige Kopfverletzung mit 13,7% war der Hufschlag (n=10). In 5 Fällen (6,9%) stürzten die Reiter vom Pferd, wobei in einem Fall die anschließenden Tritte des Pferdes ursächlich für das Trauma und die notwendige Operation waren. Zweimalig folgte durch einen Stoß, wie durch ein steigendes Pferd, die Verletzung mit Operationsfolge. Ein 3-jähriges Mädchen wurde schwerwiegend gebissen, worauf in 5 Operationen durch Mund-Kiefer-Gesichtschirurgen das Gesicht plastisch rekonstruiert wurde. Ein Reiter (1,4%) wurde von seinem Pferd überrannt und erfuhr mehrere Tritte, weshalb er eine operationsbedürftige zentrolaterale Mittelgesichtsfraktur mit Defektfraktur im Bereich des Jochbeins erlitt. Die zahlenmäßige Mehrheit mit 74,0% der Verletzungen am Kopf wurde konservativ behandelt (n=54).

Vierundvierzig Patienten (60,3%) wurden stationär aufgenommen. Der durchschnittliche Aufenthalt lag bei 5,4 Tagen (range 1 - 37 Tage). Neunundzwanzig Patienten (39,7%) wurden ambulant behandelt, wovon ein Verletzter die stationäre Aufnahme ablehnte.

In der folgenden Grafik werden die Krankenhausaufenthalte der Kopfverletzungen mit anderen Verletzungen verglichen.

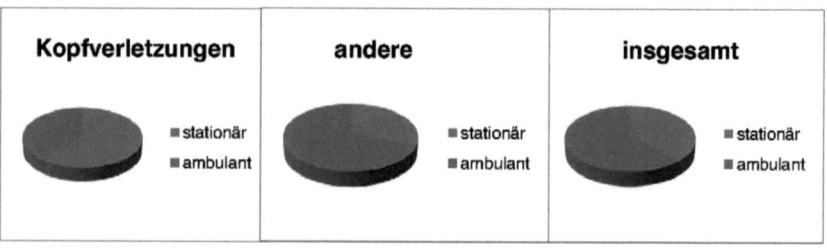

Abbildung 26: Vergleich des Krankenhausaufenthaltes

81,8% (27/33) der Schädel-Hirn-Traumata wurden konservativ therapiert, 18,2% (6/33) hatten eine Operation zur Folge, wobei 50% derer aufgrund der Gesichts- und Kieferfrakturen operationsbedürftig wurden und in 9,1% (3/33) Fällen eine Trepanation erfolgte. Stationär aufgenommen wurden 90,1% (30/33) aller SHT, ambulant behandelt 9,1% (3/33), wovon ein Reiter die stationäre Behandlung ablehnte.

4.4.3.1.4 Kopfverletzungen in Abhängigkeit des Kopfschutzes

4.4.3.1.4.1 Kopfverletzungen bei Helmträgern

Von insgesamt 99 Helmträgern erlitten 29 Reiter (29,3%; 29/99) eine Kopfverletzung.

Die folgenden Prozentangaben beziehen sich auf die Kopfverletzten, die zum Unfallzeitpunkt einen Helm trugen. Dreizehn Reiter erlitten extrakranielle (44,8%) und 16 intrakranielle (55,2%) Verletzungen, wovon bei 13 Patienten eine Commotio cerebri (44,8%), 2 traumatische Subarachnoidalblutungen (6,9%) und eine traumatische A. carotis interna-Dissektion mit territorialem Mediainfarkt (3,5%) diagnostiziert wurden. Die extrakraniellen Läsionen der Helmträger wurden in 9 Prellungen (31,0%) (8 Schädelprellungen und eine Nasenprellung), 2 Frakturen des Gesichtsschädels (6,9%) (Nasenbein und Orbitawand) und 2 offene Wunden im Gesicht (6,9%) aufgeteilt.

Davon wurden 7 Reiter operationsbedürftig (24,1%) und 22 konnten konservativ (75,9%) therapiert werden. Zwölf Patienten konnten ambulant (41,4%) behandelt werden und 17 wurden stationär (58,6%) aufgenommen. Der Durchschnittsaufenthalt lag bei 4,7 Tagen (range 1 – 23 Tage).

4.4.3.1.4.2 Kopfverletzungen bei Nicht-Helmträgern

Sechzehn Reiter (30,8%; 16/52), die zum Unfallzeitpunkt keinen Helm trugen (n=52), verletzten sich am Kopf. Die folgenden Prozentangaben beziehen sich auf diese Subgruppe (n=16).

Zwölf Reiter (75,0%) erlitten ausschließlich extrakranielle Verletzungen, 3 (18,8%) zusätzlich intrakranielle und ein Reiter (6,2%) ausschließlich intrakranielle Läsionen. Acht Reiter (50,0%) frakturierten sich das Gesicht, 3 (18,8%) die Zähne, 5 (31,3%) zogen sich eine offene Wunde zu, 2 (12,5%) eine Commotio und 2 (12,5%) eine Prellung.

Dreizehn Patienten (81,3%) mussten sich einer Operation unterziehen. Drei Reiter wurden konservativ (18,7%) behandelt und 5 ambulant (31,3%). Elf Nicht-Helmträger (68,7%) wurden stationär therapiert. Der Durchschnittsaufenthalt lag bei 9,9 Tagen (range 2 – 37 Tage).

Bei 5 Reitern (31,3%) war der Sturz vom Pferd ursächlich für die Kopfverletzungen, wovon 2 Reiter (12,5%) eine Prellung, ein Reiter (6,3%) eine Commotio cerebri und 2 (12,5%) Frakturen erlitten. Acht Kopfverletzte (50,0%), die keinen Helm trugen, wurden getreten, 2 (12,5%) erhielten durch das Pferd einen Stoß und einer (6,3%) wurde gebissen. Von den unberitten verursachten Kopfverletzungen erlitten 8 Reiter (50,0%) mindestens eine Fraktur des Gesichts und 3 (18,8%) eine offene Weichteilverletzung.

4.4.3.1.4.3 Kopfverletzungen, bei denen unbekannt war, ob sie einen Helm trugen

Von insgesamt 132 Reitern, bei denen unbekannt blieb, ob sie zum Unfallzeitpunkt einen Kopfschutz trugen, erlitten 28 Reiter (21,2%; 28/132) eine Kopfverletzung. Die folgenden Prozentangaben beziehen sich auf die Kopfverletzten, bei denen zum Unfallzeitpunkt das Vorhandensein eines Kopfschutzes unbekannt war.

Vierzehn Reiter (50,0%) erlitten ausschließlich extrakranielle Verletzungen, 3 (10,7%) zusätzlich intrakranielle und 11 Reiter (39,3%) ausschließlich intrakranielle Läsionen. Es wurden 10 Commotio cerebri (35,7%), 8 Prellungen (28,6%), 5 offene Wunden (17,9%), 4 Frakturen (14,3%) und 3 ausgedehnte Hirnblutungen (10,7%) diagnostiziert.

Davon wurden 4 operationsbedürftig (14,3%) und 24 konnten konservativ (85,7%) therapiert werden. Zwölf Patienten (42,9%) wurden ambulant behandelt, wobei einer die stationäre Aufnahme ablehnte. Stationär aufgenommen wurden 16 Kopfverletzte (57,1%). Der Durchschnittsaufenthalt lag bei 3,8 Tagen (range 1 – 21 Tage).

4.4.3.2 Torsoververletzungen

In der vorliegenden Studie sind zum Torso das Beckens, der Thorax, das Abdomen, die Wirbelsäule und schulternahe Verletzungen zu zählen. Achtundneunzig Reiter (34,6%) erlitten Torsoverletzungen. Davon erlitten 22 Patienten Mehrfachverletzung des Torsos, sodass insgesamt 126 Schädigungen des Torsos zu verzeichnen waren.

Die im folgenden Abschnitt erwähnten Prozentangaben beziehen sich auf die Gesamtzahl der Torsoverletzungen (98 = 100%).

Die häufigste Unfallursache dieser Verletzungen war mit 73,5% der Sturz vom Pferd (n=72), gefolgt von Stürzen mit Pferd (n=13; 13,3%), Stöße oder Quetschungen durch das Pferd (n=7; 7,1%), Hufschläge (n=5; 5,1%) und in einem Fall (1,0%) durch Pferdetritte beim Überrennen. Die Mehrzahl mit 87,8% (n=86) erfolgten während eines Rittes, 12,2% (n=12) bei der Pferdepflege bzw. Versorgung.

Fünfundachtzig Reiter (86,7%) mit Torsoverletzungen wurden konservativ therapiert, 13 (13,3%) wurden operiert. 49,0% (n=48) wurden stationär behandelt. Der durchschnittliche Klinikaufenthalt lag bei 5,2 Tagen (range 1 - 23). 51,0% (n=50) ambulant, wobei ein Patient die stationäre Aufnahme ablehnte.

4.4.3.2.1 Lokalisation der Torsoverletzungen

4.4.3.2.1.1 Beckenverletzungen

Achtzehn Reiter (6,4%) wurden im Bereich des Beckens geschädigt. Dabei wurden 5,3% (n=15) Beckenprellungen; eine davon mit einer Infraktion der

Pfannendachzyste registriert. Es wurden 2 (0,7%) Beckenringfrakturen und eine Fraktur (0,4%) der Massae lateralis Os sacrum, 1 (0,4%) Schambeinfraktur und 1 (0,4%) Sitzbeinfraktur erfasst. Als Unfallursache herrschten die Stürze vom Pferd (4,6%; n=13) vor; 2 Stürze des Pferdes (0,7%) auf den Reiter beim Führen oder bloßem Danebenstehen, in einem Fall (0,4%) war ein Sturz mit Pferd ursächlich für die Verletzung, ein Stoß durch das Pferd (0,4%) und in einem Fall (0,4%) wurde der Verletzte überrannt und dabei getreten. 0,4% der Patienten (1/283) mussten sich einer Operation unterziehen. 2,5% (7/283) wurden stationär aufgenommen (range 3,4 Tage) und 3,9% (11/283) ambulant behandelt. 6% (17/283) der Patienten mit Beckenverletzungen wurden konservativ therapiert.

4.4.3.2.1.2 Thoraxverletzungen

Der Thorax war in 28 Fällen (9,9%) betroffen. Die Prellungen stehen mit 20 Fällen (7,1%) im Vordergrund. Rippenfrakturen kamen in 8 Fällen (2,8%) vor, wovon 2 einen Pneumothorax und einer einen Pleuraerguss erlitten. Siebzehn Verletzte (6,0%) stürzten vom Pferd, worauf in einem Fall Tritte des Pferdes folgten. In 5 Fällen (1,8%) war ein Sturz mit Pferd ursächlich, zu 1,4% (n=4) Hufschläge, 0,4% Quetschung an einer Tür (n=1) und zu 0,4% Stoß durch ein steigendes Pferd (n=1).

4.4.3.2.1.3 Verletzungen des Abdomens

Abdominelle Verletzungen wurden mit 3,5% (n=10) selten registriert. In den meisten Fällen (2,1%; n=6) wurde die Diagnose des stumpfen Bauchtraumas gestellt. Diese verliefen komplikationslos ohne Beteiligung innerer Organe. In 2 Fällen (0,7%) wurden innere Organe verletzt. Ein Patient (0,4%) wies freie Flüssigkeit im kleinen Becken auf. Zu 2,1% (n=6) handelte es sich um Stürze vom Pferd und in einem um einen Sturz mit Pferd (0,4%). Hufschläge waren in 2 Unfällen (0,7%) ursächlich für die abdominelle Verletzung und ein Patient (0,4%) wurde von einem Pferd überrannt und erfuhr einige Tritte.

2,5% (7/283) der Patienten wurden stationär aufgenommen (Mittelwert 3,3 Tage, range 1 – 16 Tage) und 1,1% (3/283) ambulant behandelt, wobei einer die stationäre Aufnahme ablehnte. 3,5% (10/283) der abdominellen Verletzungen wurden konservativ therapiert.

4.4.3.2.1.4 Schulternahe Verletzungen

Siebzehn Reiter (6,0%) erlitten durch den Unfall schulternahe Verletzungen. Insgesamt ergaben sich daraus 19 Verletzungen dieser Region. Dazuzuzählen sind Verletzungen der Clavicula (2,5%; n=7), der Scapula (0,4%; n=1), des Proc. Coracoideus (0,4%; n=1) und der Schulter (3,5%; n=10). Neun Reiter (3,2%) erlitten Schulterkontusionen und einer (0,4%) eine Verletzung des Schultereckgelenks des Typs Tossy 1. 100% der Cavikulaverletzungen waren Frakturen, wobei 2 disloziert waren. Insgesamt ergaben sich bei den schulternahen Verletzungen 10 Frakturen und 10 Kontusionen. In 6 Fällen (2,1%) waren schulternahe Verletzungen mit Rippenfrakturen assoziiert. 3,2% (9/283) der Patienten wurden stationär aufgenommen (Mittelwert 7,7 Tage, range 1 - 16 Tage). Ambulant wurden 2,8% (8/238) dieser Verletzten behandelt und 5,3% (15/283) konservativ. 0,7% (2/283) mussten sich aufgrund der Schulterverletzung einer Operation unterziehen.

4.4.3.2.1.5 Wirbelsäulenverletzungen

Die Resultate dieser Studie ergaben 46 (16,3%) Patienten mit Verletzungen der Wirbelsäule. Die nachfolgend angegebenen Prozentwerte beziehen sich auf das Subkollektiv der Wirbelsäulenverletzungen. 43 Reiter waren weiblich (93,5%; 43/64) und 3 männlich (6,5%). Das Durchschnittsalter betrug 23,96 Jahre (range 8 - 59 Jahre). Zwei Wirbelsäulenverletzte (4,4%) trugen zum Unfallzeitpunkt eine Schutzweste, 56,5% (n=26) trugen keine. Von 39,1% der Verletzten (n=18) dieses Subkollektivs war nicht bekannt, ob der Rücken geschützt wurden war.

Die Mehrzahl mit 41,3% aller Wirbelsäulen-Läsionen sind an der LWS (n=19) lokalisiert. Davon sind 3 zur Lumbosakralgegend zu zählen. Die HWS war in 18 Fällen (39,1%) betroffen. Es folgten die BWS (15,2%; n=7), Os Coccygis (4,4%; n=2) und das Os sacrum (2,2%; n=1). In einem Arztbericht wurde lediglich eine Wirbelsäulen-Prellung angegeben.

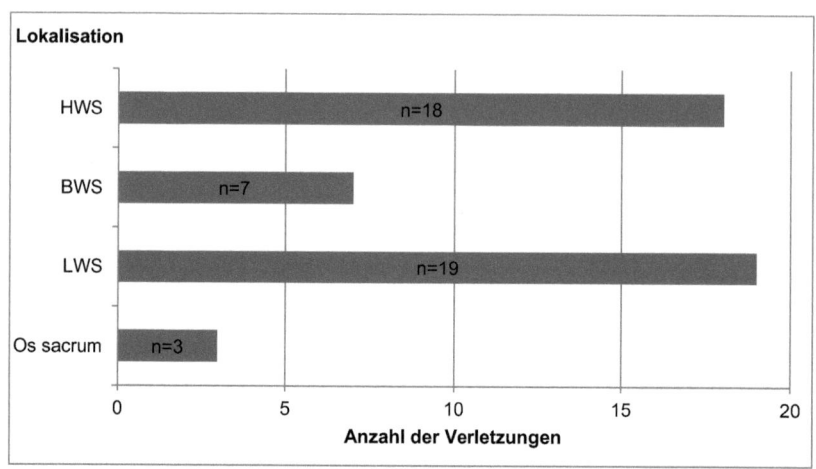

Abbildung 27: Lokalisation der Wirbelsäulenverletzungen

Insgesamt waren 44 (95,6%; 44/46) Einfach- und nur 2 (4,4%; 2/46) Mehrfachverletzungen der Wirbelsäule zu verzeichnen. Somit waren 48 Verletzungen der Wirbelsäule zu registrieren. Es herrschten zu 33,3% (16/48) Prellungen (n=16) und zu 31,3% (15/48) Distorsionen (n=15) (n=31) vor, gefolgt von Frakturen (31,3%; n=15). Zwei Reiter dieser frakturierten Wirbelsäulenverletzungen erlitten einen kompletten Querschnitt (4,2%).

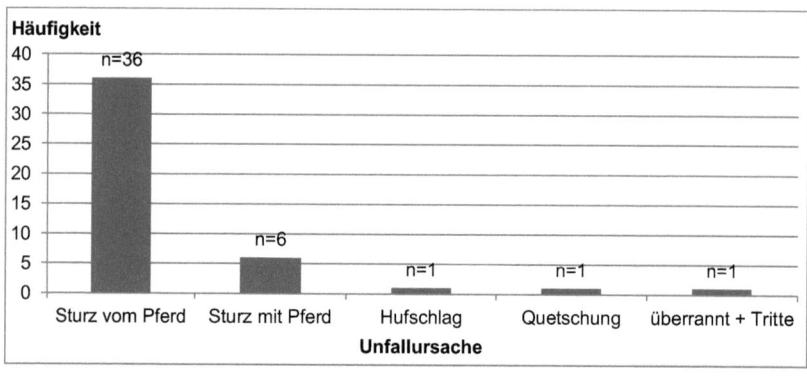

Abbildung 28: Unfallursache der Wirbelsäulenverletzungen

Der Hufschlag ist äußerst selten ursächlich für Wirbelsäulenverletzungen.

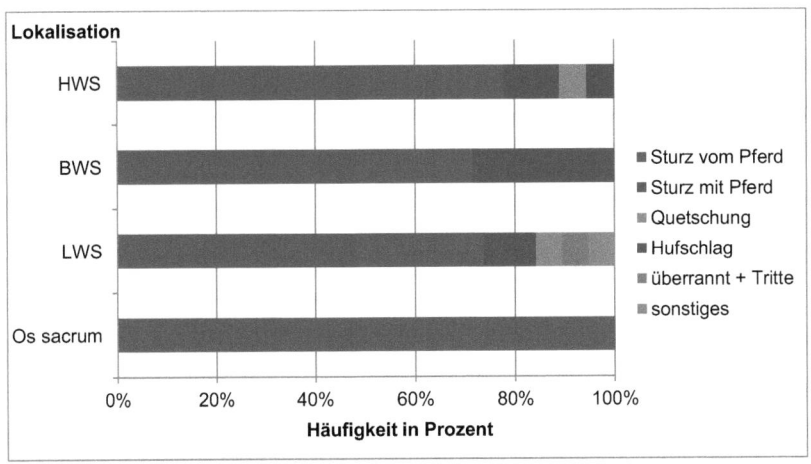

Abbildung 29: Lokalisation in Abhängigkeit von der Unfallursache

Sieben (15,2%; 7/46) reitunfallbedingte Wirbelsäulenverletzungen mussten operativ versorgt werden. Es wurden zu 10,9% (5/46) dorsale Spondylodesen durchgeführt, eine minimalinvasive, perkutane dorsale Stabilisation und eine Schraubenosteosynthese des Dens mit Halofixateur. Zwei Patienten mussten sich aufgrund der Verletzung mehrmaligen Operationen unterziehen. Operationsbedürftige Lokalisationen der Wirbelsäule waren die LWK (n=3), BWK (n=3) und der Dens (n=1). Konservativ konnten 39 Patienten (84,8%) behandelt werden. 45,7% (n=21) der verletzten Reiter wurden stationär aufgenommen. Der durchschnittliche Aufenthalt lag bei 6,1 Tagen. 54,3% (n=25) wurde ambulant behandelt. Die zwei Westenträger in der Gruppe der Wirbelsäulenverletzten konnten konservativ behandelt werden, 50% wurde ambulant und die andere Hälfte stationär (Mittelwert: 1 Tag) therapiert. Ein Patient erlitt trotz Schutzweste eine Fraktur auf Höhe BWK 5 und 7 mit postkontusionellem Ödem.

4.4.3.2.2 Torsoverletzungen in Abhängigkeit des Oberkörperschutzes

4.4.3.2.2.1 Reiter mit Torsoverletzungen, die eine Schutzweste trugen

Von 98 Verletzungen des Beckens, des Thoraxes, des Abdomens, der Wirbelsäule oder schulternaher Verletzungen trugen 6 Reiter zum Unfallzeitpunkt eine Schutzweste.

Die nachfolgenden Prozentangaben beziehen sich auf die jeweilige Subgruppe (6 = 100%).

50,0% (n=3) derer erlitten Prellungen. Die andere Hälfte frakturierten sich Clavicula (n=2) oder BWK (n=1). Kein Westenträger erlitt einen komplettten Querschnitt (0%).

Konservativ konnten 5 Patienten (83,3%) behandelt werden. Ein Verletzter (16,7%) unterzog sich einer Operation und 3 (50,0%) wurden stationär aufgenommen (Mittelwert: 2 Tage; range 1 - 4 Tage). Ambulant wurden 3 Verletzungen (50,0%) therapiert.

4.4.3.2.2.2 Reiter mit Torsoverletzungen, die keine Schutzweste trugen

Zweiundfünfzig Reiter mit Verletzungen des Torsos schützten sich zum Unfallzeitpunkt nicht mit einer Schutzweste (100%).

Neunundzwanzig Reiter (55,8%) erlitten Prellungen und 23 (44,2%) Frakturen. Wirbelsäulenfrakturen wurden in 12 Fällen (23,1%) diagnostiziert, wovon 2 Reiter (16,7%; 2/12) einen kompletten Querschnitt erlitten.

Dreiundvierzig Verunfallte (82,7%) wurden konservativ therapiert, 9 (17,3%) wurden operiert. 55,8% (29/52) wurden stationär versorgt. Der durchschnittliche Klinikaufenthalt lag bei 6,5 Tagen (range 1 – 23 Tage). 44,2% (n=23) konnten ambulant behandelt werden.

4.4.3.2.2.3 Reiter mit Torsoverletzungen, bei denen unbekannt war, ob sie eine Schutzweste trugen

Von 40 Torsoverletzten war ein Vorhandensein von Sicherheitswesten zum Unfallzeitpunkt unbekannt (100%).

Es wurden 35 Prellungen (87,5%) und 5 (12,5%) Frakturen diagnostiziert, davon 2 Wirbelsäulenfrakturen.

Achtunddreißig Reiter mit unbekannter Schutzkleidung und Torsoverletzungen (95,0%) wurden konservativ therapiert und 2 (5,0%) operiert. Stationär aufgenommen wurden 16 Verletzte (40,0%) (Mittelwert: 3,4 Tage; range 1 – 16 Tage). Vierundzwanzig (60,0%) wurden ambulant behandelt, wovon ein Patient die stationäre Aufnahme ablehnte.

4.4.3.3 Sonstige Verletzungen

4.4.3.3.1 Verletzungen der oberen Extremitäten

99 Reiter erlitten insgesamt 105 Verletzungen an den oberen Extremitäten.

Es handelte sich um 22 Oberarmverletzungen (Tabelle 2), 35 Unterarmverletzungen (Tabelle 3) und um 48 Verletzungen im Bereich der Hand (Tabelle 4). 11,3% (32/283) der Patienten mit Verletzungen an der oberen Extremität unterzogen sich einer stationären Behandlung (Mittelwert 4,8 Tage, range 1-16) während 23,7% (67/283) ambulant behandelt wurden. 23,0% der Patienten mit Verletzungen an der oberen Extremität (66/283) wurden konservativ therapiert, bei 12,1% (34/283) war eine operative Therapie erforderlich.

Oberarmverletzungen	(n)	(%)
Proximale Humerusfrakturen	11	3,9
- Subcapitale Humerusfrakturen	7	2,5
Distale Humerusfrakturen	5	1,8
- Suprakondyläre Humerusfraktur (Typ Baumann 3)	1	0,4
- Fraktur des Epicondylus humeri radialis	1	0,4
- Intraartikuläre Fraktur des distalen Humerus	1	0,4
Prellungen	4	1,4
Humerusschaftfrakturen	2	0,7
Summe	22	7,8

Tabelle 2: Verletzungen am Oberarm

Unterarmverletzungen	(n)	(%)
Distale Radiusfrakturen	13	4,6
Offene Wunden	4	1,4
Radiusköpfchenfrakturen (Typ Mason 1)	2	0,7
Ulnarschaftfrakturen	2	0,7
Kombinierte Radius-/ Ulnafrakturen (Typ Salter-Harris 2)	2	0,7
Epiphysenverletzungen (Typ Aitken 1)	2	0,7
Prellungen	7	2,5
- Ellenbogen	5	1,8
Ellenbogenluxationsfrakturen	2	0,7
Abriss des Processus Styloideus Ulnae	1	0,4
Summe	35	12,4

Tabelle 3: Verletzungen am Unterarm

Handverletzungen	(n)	(%)
Mittelhandknochenfrakturen	5	1,8
Fingerfrakturen, Infraktionen	11	3,9
Prellungen	12	4,2
Strecksehnenabriss	5	1,8
Luxation Daumen	2	0,7
Offene Wunden	7	2,5
- Mit Substanzdefekt der Fingerkuppe	2	0,7
Deglovingverletzung	2	0,7
Distorsionen	4	1,4
Summe	**48**	**17,0**

Tabelle 4: Verletzungen der Hand

4.4.3.3.2 Verletzungen der unteren Extremitäten

70 Reiter erlitten insgesamt 77 Verletzungen an den unteren Extremitäten. Es handelte sich um 8 Oberschenkelverletzungen (Tabelle 5), 10 Knieverletzungen (Tabelle 6), 28 Unterschenkelverletzungen (Tabelle 7) und um 30 Verletzungen im Bereich des Fußes (Tabelle 8). 6,7% (19/283) der Patienten mit Verletzungen an der unteren Extremität unterzogen sich einer stationären Behandlung (Mittelwert 6,9 Tage, range 1 - 16) während 18,0% (51/283) ambulant behandelt wurden. 18,7% der Patienten mit Verletzungen an der unteren Extremität (53/283) wurden konservativ therapiert, bei 6,0% (17/283) war eine operative Therapie erforderlich.

Oberschenkelverletzungen	(n)	(%)
pertrochantäre Femurfraktur	2	0,7
Femurschaftfraktur	2	0,7
mediale Schenkelhalsfraktur	1	0,4
offene Wunden	1	0,4
Prellung	2	0,7
Summe	8	2,8

Tabelle 5: Verletzungen am Oberschenkel

Knieverletzungen	(n)	(%)
Knieprellungen	5	1,8
Kreuzbandläsionen	2	0,7
Kniedistorsionen	2	0,7
Patellaspitzenfraktur	1	0,4
Summe	10	3,5

Tabelle 6: Verletzungen am Knie

Unterschenkelverletzungen	(n)	(%)
Prellungen	8	2,8
Sprunggelenksdistorsionen	8	2,8
- Mit Bänderdehnung	1	0,4
Frakturen OSG	4	1,4
- Weber A	2	0,7
- Weber B	1	0,4
- Weber C	1	0,4
Tibiakopffrakturen	3	1,1
Distale Fibulafrakturen	2	0,7
Distale Tibiafrakturen	2	0,7
Offene Wunden	1	0,4
Summe	**28**	**9,9**

Tabelle 7: Verletzungen am Unterschenkel

Fußverletzungen	(n)	(%)
Prellungen	15	5,3
Quetschungen	8	2,8
- Mit Nagelkranzfraktur	3	1,1
Frakturen	7	2,5
- Lisfranc-Luxationsfrakturen	2	0,7
Summe	**30**	**10,6**

Tabelle 8: Verletzungen am Fuß

5 Diskussion

5.1 Risikosport Reitsport

Reiten ist eine Sportart, die mit einem hohen Verletzungsrisiko verbunden ist. Mit 283 Pferdesportunfällen wurden im Jahre 2010 rein statistisch 5,44 Reitunfälle pro Woche in einem Hamburger Krankenhaus versorgt. Unberücksichtigt bleibt dabei die Anzahl der Fälle die nicht in diese Studie eingeschlossen werden konnten sowie die große Anzahl der nicht behandlungsbedürftigen Unfälle.

Aufgrund der hohen Rate an Reitunfällen wird ersichtlich, dass Reitsport mit vielen Risiken einhergeht und oft unterschätzt wird. Im Vergleich der Häufigkeit von Reitunfällen zu anderen sportlichen Aktivitäten muss allerdings berücksichtigt werden, dass der Reitsport eine sehr zeitintensiv ausgeübte Sportart ist. So steigt mit Anzahl der Wochenstunden, in denen der Sportler sein Hobby ausübt, auch die absolute Anzahl der Unfälle. Arbeitsgruppen, die sich mit diesem Thema beschäftigten, bezifferten die Rate schwerwiegender reitunfallbedingter Verletzungen in einer breiten Spanne zwischen 1/350 bis 1/1000 Reitstunden (Hessler et al. 2011a, Hopf et al. 2009, Sorli 2000). Schätzungen über die Verletzungsrate aller Reiter fassen annähernd eine Verletzung pro 1000 Reitstunden zusammen (Christey et al. 1994, Gierup et al. 1976, McLatchie 1979, Newton und Nielsen 2005, Pounder 1984). Studien von Paix (1999) und Pounder (1984) zeigten eine Verletzungsinzidenz bei Reitturnieren zwischen 0,7% und 0,88% pro Starter pro Prüfung (Paix 1999, Pounder 1984). Dies bedeutet eine höhere Unfallhäufigkeit bei Reitturnieren als z. B. bei Motorrad- (0,24%) oder Autorennen (0,14%) (Nicholl 1990).

In der überwiegenden Anzahl resultieren aus Reitunfällen leichte Verletzungen (Campbell-Hewson et al. 1999, Hobbs et al. 1994). Diese Tatsache bestätigen die Ergebnisse der eigenen Arbeit insofern, als dass der Anteil der ambulant behandelten Reiter (62,2%) deutlich höher war, als der Reiter, die stationär behandelt werden mussten (37,8%). Allerdings können aus Reitunfällen auch schwere Verletzungen resultieren. Verschiedene Arbeitsgruppen publizierten, dass Sport mit Pferden mit schwereren Verletzungen assoziiert ist als z. B. Skifahren, Hockey, Baseball oder Autorennen (Ball et al. 2009, Condie et al. 1993, Centers for Disease Control and Prevention (CDC) 1996, Ueeck et al.

2004). In einer Publikation von Finch und Cassell aus dem Jahr 2006, in der sportunfallbedingte Verletzungen untersucht wurden, stellten Reiten und Cricket die Sportarten dar, aus denen die schwersten Verletzungen resultierten.

Auch Unfälle mit Todesfolge können aus dem Umgang mit Pferden resultieren. Ein Viertel aller tödlichen Sportverletzungen bei Kindern wird durch Reiten verursacht und die Sterblichkeitsrate ist im Reitsport mit 0,2-2,5% erschreckend hoch (Heitkamp et al. 1998, Ingemarson et al. 1989). Die häufigste Todesursache stellen mit 86% Verletzungen des Kopfes dar (Hessler et al. 2010). Laut einer Publikation von Avery et al. über tödliche Sport- und Freizeitunfälle ist der Reitsport nach dem Ertrinken beim Schwimmen (128 Todesfälle) die Sportart mit der zweithöchsten Letalität mit 98 Toten im Erwachsenenalter in einem Zeitraum von 6 Jahren in England und Wales. In einer Studie von Giebel et al. 1993 verstarben 0,26% der verunfallten Reiter an den Folgen eines Reitunfalls. Hamilton und Tranmer evaluierten im Jahr 1993 11 Unfälle mit tödlichem Ausgang von insgesamt 156 Reitunfällen. Die Todesursache basierte in allen Fällen auf Kopfverletzungen. In der vorliegenden Studie verstarb kein Reiter an den Folgen seiner reitunfallbedingten Verletzung.

Der Reitunfall stellt im Vergleich zu anderen Sportarten einen der häufigsten Gründe für einen sportunfallbedingten Krankenhausaufenthalt dar. (Schmidt und Höllwarth 1989, Ball et al. 2009). In der vorliegenden Studie lag der durchschnittliche Klinikaufenthalt der Reitunfallverletzten bei 5,7 Tagen (range 1 – 37 Tage). Die folgende Grafik verdeutlicht die Häufigkeitsverteilung der Patienten bezüglich der Dauer der stationären Aufenthalte (Abb. 30).

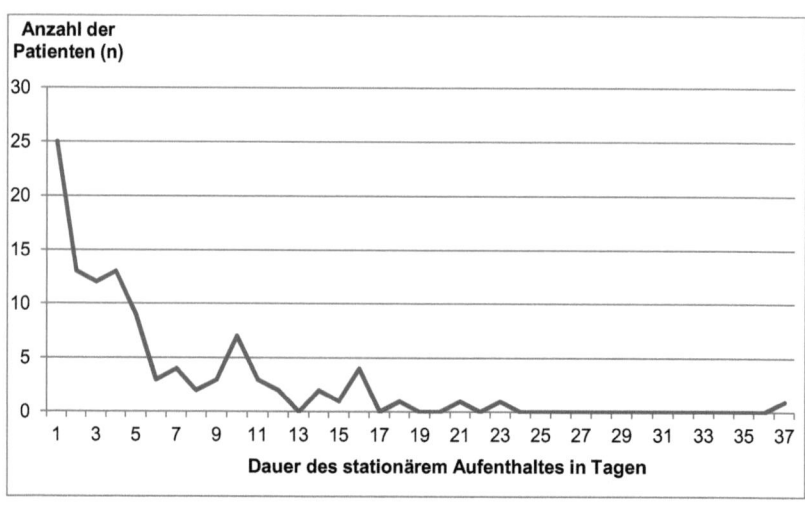

Abbildung 30: Anzahl der Patienten bezüglich der Dauer des stationären Aufenthaltes

5.2 Reiter

Reiten ist eine Sportart die überwiegend von weiblichen Personen betrieben wird. (Bixby-Hammett und Brooks 1990, Ingemarson et al. 1989, Jarvis et al. 2006, Kiss et al.2008, Thomas et al. 2006). Erwartungsgemäß spiegelt sich diese Verteilung auch bei den verunfallten Reitern dieser Studie wider. So beträgt das Verhältnis von weiblichen zu männlichen Reitern in der vorliegenden Studie ungefähr 7:1. Northey (2003) grenzte die häufigsten Reitunfallopfer auf weibliche Jugendliche ein, während Thomas et al. (2006) publizierten, dass ab dem 55. Lebensjahr der Anteil der durch einen Reitunfall verletzten männlichen Reiter höher als der weiblicher ist. Dies ist wahrscheinlich darauf zurückzuführen, dass weibliche Personen das Hobby Reiten eher in der Jugend ausüben, während männliche Reiter tendenziell bis ins höhere Lebensalter reiten. Dies bestätigen auch unsere Daten. Das männliche Geschlecht überwiegt zahlenmäßig erstmals ab dem 60. Lebensjahr (Abb. 16). Der generelle Frauenüberschuss an Verletzten im Reitsport steht im Kontrast zu Unfällen anderer Sportarten (Vyrostek 2004).

Das Durchschnittsalter von 26,61 Jahren (range 2,5 – 74 Jahre) der verletzten Reiter in der vorliegenden Studie weicht nicht wesentlich von den Daten anderer

Arbeitsgruppen ab die sich mit diesem Thema auseinandersetzten. Der Anteil von 34,6% der unter 18-Jährigen in dieser Studie gleicht Angaben von Lee und Steenberg (2008) und Lloyd (1987), die die demographische Altersverteilung von verunfallten Reitern untersuchten. Da die Alters- und Geschlechtsverteilung der in dieser Arbeit untersuchten Population mit der Alters- und Geschlechtsverteilung der Mitglieder der Deutschen Reiterlichen Vereinigung überein stimmte (Abb. 16 und Abb. 2), konnten anhand der in dieser Studie ermittelten Daten keine altersbedingten Risikogruppen identifiziert werden.

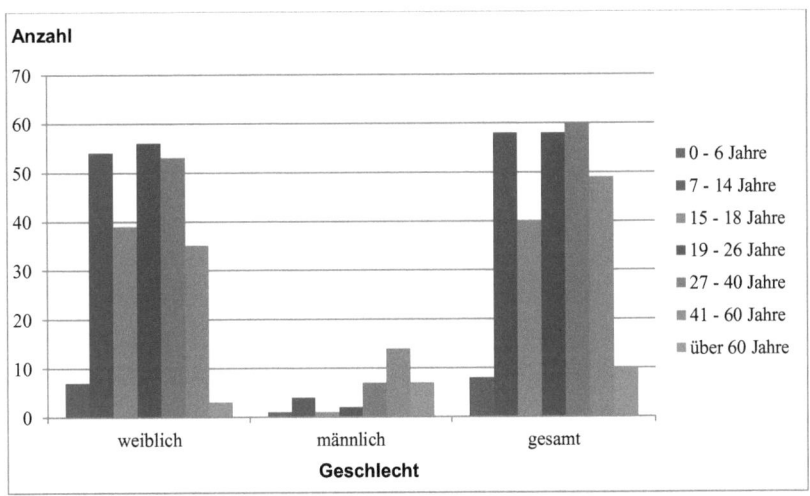

Abbildung 16: Altersverteilung nach Geschlecht entsprechend der Daten der vorliegenden Arbeit

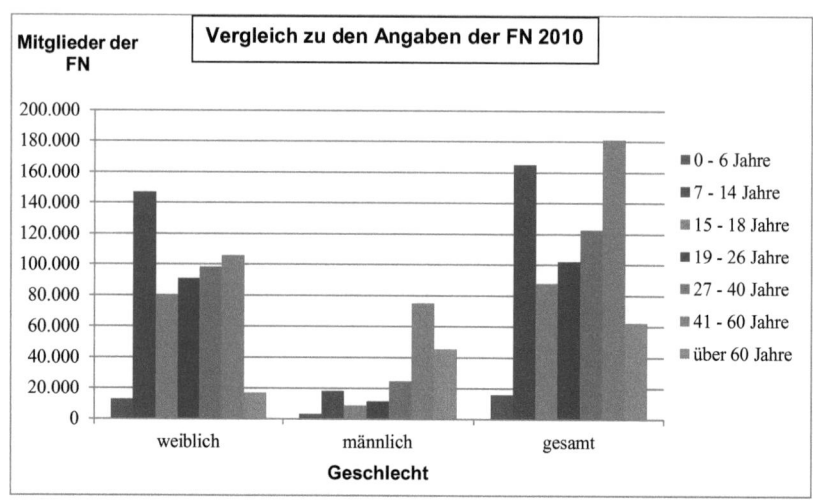

Abbildung 2: Altersverteilung nach Geschlecht der Mitglieder der Deutschen Reiterlichen Vereinigung

Reitsicherheit hängt in großem Maße mit Reiterfahrung zusammen (Hessler et al. 2009, McCrory und Turner 2005). In einer von Newton und Nielson (2005) publizierten Arbeit handelte es sich bei zirka 70% der untersuchten verunfallten Reiter um Anfänger. Dieser Wert gibt unter Berücksichtigung der Tatsache, dass bessere Reiter auch wesentlich höhere sicherheitsrelevante Anforderungen an ein Pferd stellen, zu denken. Eine Arbeitsgruppe der Universität Oregon, USA, zeigte, dass die Wahrscheinlichkeit einer reitsportbedingten Verletzung für Anfänger gegenüber mittelmäßig erfahrenen Reitern dreifach erhöht ist, gegenüber erfahrenen Reitern fünffach und gegenüber professionellen Reitern sogar um den Faktor 8 (Mayberry et al. 2007).

In einer Publikation von Johns et al. (2004) erlitten professionelle Reiter weniger Kopfverletzungen aufgrund eines Sturzes vom Pferd als weniger erfahrene Reiter, möglicherweise weil professionelle Reiter über Falltrainingserfahrung verfügen. Insgesamt ergibt sich jedoch aus der gegenwärtigen Literatur eine höhere Inzidenz an Verletzungen bei professionellen Reitern, was wahrscheinlich auf die höhere Anzahl an Stunden die professionelle Reiter mit dem Pferd verbringen zurückzuführen ist (Exadaktylos et al. 2002, McCrory et al. 2006, Sorli 2000). Eine Publikation von Ingemarson et al. (1989) zeigte, dass Freizeitreiter und wenig erfahrene Reiter häufiger vom Pferd stürzen, wohingegen Profisportler eher zusammen mit dem Pferd stürzen. Zusammenfassend lässt dich daraus die These formulieren, dass Reiterfahrung nicht vor Verletzungen schützt, die Verletzungsmuster aber anders sind als bei unerfahrenen Reitern.

5.3 Kinder und Jugendliche unter 18 Jahren

Aus den physikalischen Differenzen zwischen Kindern und Pferden sowie dem unvorhersehbaren Verhalten beider Spezies resultiert ein hohes Unfallrisiko mit schweren Verletzungen (Watt und Finch 1996). Daraus resultiert bei Kindern und Jugendlichen ein höherer Anteil von Krankenhausbehandlungen sowie chirurgischen Behandlungen als bei Reitern anderer Altersklassen (Kiss et al. 2008). In der vorliegenden Arbeit wurden die unter 18-Jährigen im Durchschnitt 3,6 Tage lang (range 1 - 37 Tage) stationär behandelt und 34,7% (n=34) der Verletzten aus dieser Altersgruppe unterzogen sich einer stationären Therapie.

Campbell-Hewson et al. (1999), Nelson und Bixby-Hammett (1992), Kiss et al. (2008) publizierten eine deutliche Mehrheit des weiblichen Geschlechts auch bei Reitern die das 18. Lebensjahr noch nicht vollendeten. Dies wird durch die Ergebnisse der vorliegenden Studie mit 93,9% weiblichem Anteil aus dieser Altersgruppe bestätigt.

Kinder und Jugendliche schätzen ihre Fähigkeiten häufig falsch ein und verfügen in einem Großteil der Fälle über eine geringe Erfahrung im Reitsport. Die Erkenntnisse aus den Ergebnissen eines Erwachsenenkollektives sind nicht auf Minderjährige projizierbar. Das gilt sowohl für die Unfallursachen als auch für die daraus resultierenden Verletzungen.

Insbesondere bei Kindern in der Wachstumsphase imponieren andere Verletzungstypen z.B. bei Knochenbrüchen im Vergleich zu Erwachsenen, welche andere Behandlungsstrategien zur Folge haben. Diese Tatsache reduziert sich natürlich nicht nur auf Verletzungen aus Reitunfällen und ist aus anderen Bereichen der pädiatrischen Traumatologie bekannt.

Bei Kindern und Jugendlichen dominiert zahlenmäßig der Sturz vom Pferd als Unfallursache (65,3%, n=64). Kiss et al. (2008) beschrieben in ihrer Publikation über Reitunfälle von unter 18-Jährigen, dass 76,8% aller stationär behandlungsnotwendigen Verletzungen durch einen Sturz vom Pferd verursacht wurden. Bixby-Hammett (1992) und Bond et al. (1995) bestätigen dies mit ähnlichen Zahlenwerten. Allerdings stellt auch der Umgang mit dem Pferd außerhalb der aktiven Reitphase ein hohen Unfallrisiko für Kinder und Jugendliche dar (Kiss et al. 2008). In einer Studie von Rathfelder et al. (1995) resultierten 76% aller Unfälle bei den unter 18-Jährigen aus dem Umgang mit dem Pferd. Eine mögliche Begründung dafür findet sich in der Tatsache, dass Kinder und Jugendliche mehr Zeit mit Kuscheln und Streicheln des Pferdes verbringen als erwachsene Reiter. Auch in der dieser Studie entstanden in der Gruppe der unter 18-Jährigen 24,5% aller Unfälle aus dem Umgang mit dem Pferd.

Die Subgruppe Kinder und Jugendliche wurde in der Vergangenheit von anderen Arbeitsgruppen als Risikogruppe im Reitsport erkannt. Obwohl die Gruppe der unter 18-Jährigen nur einen Anteil von zirka 35% aller Reiter darstellt, resultieren über 50% aller reitunfallbedingten Krankenhaushandlungen aus dieser Altersgruppe (Hessler et al. 2009, Northey 2003, Silver 2002). In der vorliegenden Arbeit konnten Personen unter 18 Jahre nicht als Risikogruppe identifiziert werden, da der Anteil der Verletzten aus dieser Altersgruppe (34,6%, n=98) sogar etwas unter dem Anteil der unter 18-jährigen Mitglieder in der Deutschen Reiterlichen Vereinigung betrug.

Gemäß einer Studie von Schneiders et al. aus dem Jahre 2007 gehört Reiten zu den drei unfallträchtigsten Sportarten bei Kindern und Jugendlichen in der Bundesrepublik Deutschland. Dabei ist die Schwere der aus Reitunfällen resultierenden Verletzungen im Vergleich zu anderen Sportarten deutlich erhöht. Eine Arbeitsgruppe der Universität Virginia, USA, verglich unter Verwendung der „Modified Injury Severity Scale" die Verletzungsschwere zwischen reitunfallbedingten Verletzungen mit denen, die durch andere Freizeitaktivitäten entstanden. Im Durchschnitt wiesen lediglich Kinder und Jugendliche, die von einem Auto angefahren wurden, schwerere Verletzungen auf als diejenigen, die beim Reiten verunfallten (Bond et al. 1995). Somit stellt die Erhöhung der Sicherheit von Kindern und Jugendlichen eine besonders wichtige Aufgabe für Reitsportverbände, Sportmediziner und für die Reiter selbst dar.

Bekanntermaßen überschätzen insbesondere jugendliche Anfänger ihre Fähigkeiten.

5.4 Pferd

Neben dem Ausbildungsstand des Reiters hat natürlich auch die Ausbildung und das Temperament des Pferdes einen erheblichen Einfluss auf das Unfallrisiko im Reitsport. So zeigt sich bei den in dieser Studie am Unfall beteiligten Reittieren ein deutlicher Zusammenhang zwischen dem Alter des Pferdes und der Unfallhäufigkeit (Abb. 18).

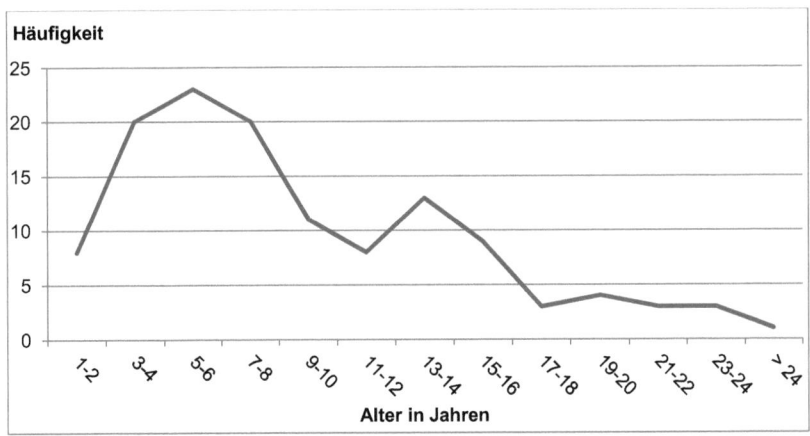

Abbildung 18: Altersverteilung der Pferde

Ein höheres Lebensalter eines Reitpferdes ist wahrscheinlich in einem Großteil der Fälle mit einer höheren Erfahrung sowie einer längeren Ausbildung verbunden, die dann mit einer Reduktion der Unfallhäufigkeit assoziiert ist. Aufgrund dieser Erkenntnis stellt sich die Frage, ob vor allem unerfahrene Reiter nur erfahrene und gut ausgebildete Pferde reiten sollten, um so das Unfallrisiko zu senken. Zum Beispiel verfügt die berittene Polizei im Rahmen der Unfallprävention nur über speziell ausgebildete, verkehrs- und geländesichere Pferde, die in Schrecksituationen vertrauensvoll und gelassen reagieren. Da das Verhalten der Tiere wesentlich vom Fluchttrieb bestimmt wird, könnte der

Umgang von jungen Reitern mit Pferden eines hohen Ausbildungsgrades der Unfallprävention dienen.

5.5 Unfallmechanismus

Der Reiter ist während der gesamten Zeit im Umgang mit einem Pferd einem Unfallrisiko ausgesetzt. Das schließt sowohl Aktivitäten ein, in der sich der Reiter auf dem Pferd befindet als auch Tätigkeiten wie Führen, Pflegen, Satteln oder Füttern des Pferdes.

5.5.1 Unfälle während des Reitens

Der dominierende Unfallmechanismus in der vorliegenden Studie war mit 51,2% der Sturz vom Pferd. Unsere Ergebnisse bestätigen damit die Resultate in der themenrelevanten Literatur, in der Stürze vom Pferd mit 45% bis 100% als Reitunfallursache beziffert wurden (Barone und Rodgers 1989, Bond et al. 1995, Campbell-Hewson et al. 1999, Hamilton und Tranmer 1993, Kiss et al. 2008, Kriss und Kriss 1997, Ueeck et al. 2004).

Bei 25 (8,8%) der in dieser Studie dokumentierten Unfälle war ein Sturz mit dem Pferd ursächlich für eine Verletzung. Zu den weniger häufigen Unfällen zählten Quetschungen oder Stöße durch das Pferd (n=20; 7,1%) und Verletzungen des Reiters am Zaumzeug, Führstrick oder Longe (n=13; 4,6%). Verletzungen durch Kollision des Reiters mit einem Hindernis beim Reiten sind den Stößen, wie auch der Kopfschlag eines Pferdes, zugeordnet.

5.5.2 Unfälle während des Umgangs mit einem Pferd

In unserer Studie stellten Huftritte den häufigsten Unfallmechanismus außerhalb der aktiven Reitphase dar (11,7%, n=33). Gemäß Angaben aus der gegenwärtigen Literatur liegt die Rate der Huftritte, die Verletzungen im Reitsport verursachten, zwischen 2% und 40% (Barone und Rodgers 1989, Bond et al. 1995, Campbell-Hewson et al. 1999, Christey et al. 1994, Giebel et al. 1993, Grossman et al. 1978, Hamilton und Tranmer 1993, Ingemarson et al. 1989, Kiss et al. 2008, Kriss und Kriss 1997, Lloyd 1987, Loder 2008, Nelson et al. 1994, Newton und Nielsen 2005). Die 2.-häufigste Ursache für Verletzungen im Umgang mit dem Pferd stellte in unserer Studie der Hufschlag dar (9,5%, n=27), der z. B das Treten des Pferdes auf den Fuß des Reiters beim Führen einschließt.

Bissverletzungen durch Pferde sind selten und machen <1% aller pferdebedingten Verletzungen aus (Hessler et al. 2011b). Auch gemessen an der Gesamtheit aller durch Tiere verursachten Bissverletzungen ist der Anteil von Pferdebissverletzungen mit 0,4-2% gering (Dahl 1998, Gomes et al. 2000, Kesting et al. 2006, Shetty et al. 2005, Wolff 1998). Erwartungsgemäß werden in der BRD zirka 90% aller Tierbissverletzungen durch Hunde verursacht (Dahl 1998, Gomes et al. 2000, Shetty et al. 2005, Wolff 1998).

In der vorliegenden Studie betrug die Häufigkeit von Bissverletzungen lediglich 2,5% (n=7). Dennoch sollte auch diese Verletzungsart, insbesondere aufgrund der potentiell hohen Verletzungsschwere sowie dem Infektionsrisiko, nicht unterschätzt werden. In Abbildung 31 wird die Schwere durch eine Pferdebissverletzung an dem Beispiel eines 3-jährigen Mädchens eindrucksvoll demonstriert (Abb. 31).

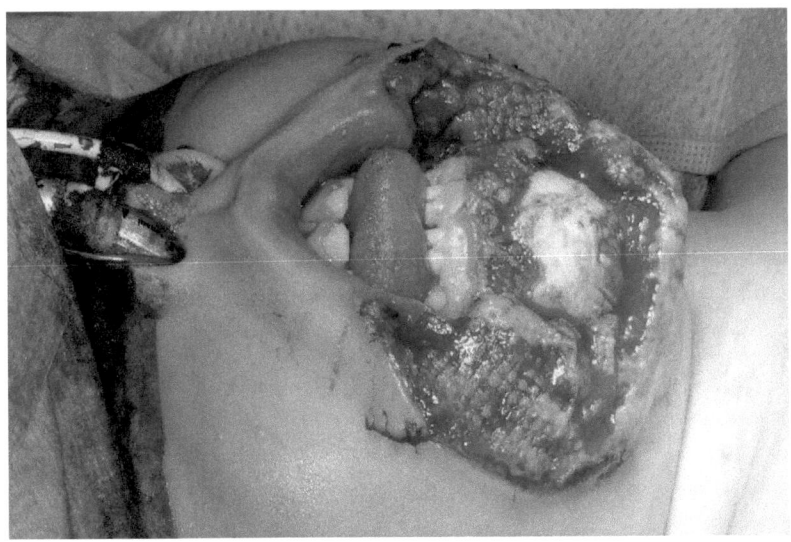

Abbildung 31: Pferdebissverletzung bei einem 3-jährigen Mädchen

5.6 Verletzungen im Reitsport

Durch die Ergebnisse dieser Arbeit wird deutlich, dass im Reitsport Verletzungen an allen Körperregionen des Reiters entstehen können. Gemäß Angaben der themenrelevanten Literatur sind reitunfallbedingte Verletzungen in den meisten Fällen an der oberen Extremität lokalisiert (Bixby-Hammett 1992, Bixby-Hammett und Brooks 1990, Campbell-Hewson et al. 1999, Carrillo et al. 2007, Grossman et al. 1978, Kiss et al. 2008, Northey 2003). In der vorliegenden Studie konnte dies bei der Summierung von Reitern mit Verletzungen des Oberarms, des Ellenbogens, des Unterarms und der Hand mit insgesamt 99 Fällen (35,0%) bestätigt werden.

Im Fokus dieser Diskussion stehen allerdings Verletzungen des Kopfes sowie der Wirbelsäule, da zum einen an diesen Körperregionen besonders schwere Verletzungen resultieren können und zum anderen für diese Körperregionen Schutzsysteme für Reitsportler existieren, deren Effektivität durch die eigenen Ergebnisse hinterfragt werden soll.

5.6.1 Kopfverletzungen

Der Kopf stellte bei dem in dieser Arbeit untersuchten Kollektiv die Körperregion dar, die am 2.-häufigsten von Verletzungen betroffen war (n=73; 25,8%).

Kopfverletzungen im Reitsport stellen eine besonders wichtige Thematik dar, da reitunfallbedingte Verletzungen dieser Körperregion in vielen Fällen mit einer hohen Verletzungsschwere assoziiert sind. In den Ergebnissen dieser Arbeit spiegelt sich diese Verletzungsschwere unter anderem an der Dauer der stationären Behandlung sowie der Anzahl einer operativen Behandlungsnotwendigkeit wider. So wurden über 60% der Reiter mit Verletzungen am Kopf stationär behandelt, wogegen sich lediglich zirka 30% der Reiter mit Verletzungen der oberen Extremität einer stationären Therapie unterziehen mussten (Tab. 9). 28,8% (21/73) der Kopfverletzten unterzogen sich einer operativen Therapie, während 71,2% (n=52) ambulant behandelt wurden.

	Obere Extremität (n=99)	Kopf (n=73)
Stationärer Aufenthalt	4,9 Tage	5,5 Tage
Stationär	32,3% (n=32)	60,3% (n=44)
Ambulant	67,7% (n=67)	39,7% (n=29)

Tabelle 9: Stationäre versus ambulante Behandlung bei Reitern mit Kopfverletzungen und Reitern mit Verletzungen der oberen Extremität

Wie bereits in dieser Diskussion erwähnt, resultieren auch die meisten letalen Reitunfälle aus Kopfverletzungen (Aronson und Tough 1993, Bixby-Hammett 1992, Buckley et al. 1993, Hamilton und Tranmer 1993, Ingemarson et al. 1989, Siebenga et al. 2006).

Ebenso wie die Gesamtheit aller reitunfallbedingten Verletzungen meist durch einen Sturz vom Pferd verursacht werden, stellt der Sturz vom Pferd auch den häufigsten Unfallmechanismus für die Entstehung von Kopfverletzungen dar (Tab. 10).

	Alle Verletzungen n=283	Kopfverletzungen n=73
Sturz vom Pferd	149 (52,7%)	39 (53,4%)
Sturz mit Pferd	25 (8,8%)	10 (13,7%)
Tritt	33 (11,7%)	5 (6,8%)
Hufschlag	27 (9,5%)	12 (16,4%)
Biss	7 (2,5%)	1 (1,4%)
Stoß	16 (5,7%)	4 (5,5%)

Tabelle 10: Unfallmechanismus bei Kopfverletzungen versus Gesamtheit der Verletzungen

Der 2.-häufigste Unfallmechanismus aus dem Kopfverletzungen resultieren, ist der Hufschlag (16,4%, n=12). Dieses Ergebnis verdeutlicht, dass Reiter insbesondere außerhalb der eigentlichen Reitphase einem hohen Risiko ausgesetzt sind Kopfverletzungen zu erleiden. In diesem Zusammenhang ist besonders zu kritisieren, dass ein Großteil der Reiter im bloßen Umgang mit dem Pferd keinen Kopfschutz tragen (Eckert et al. 2011). In der vorliegenden Studie trugen nur 6 Reiter (2,1%), die zum Unfallzeitpunkt nicht ritten, einen Helm. Ein Hufschlag kann das Gewicht von 1 Tonne auf eine kleine Fläche ausüben (Thomas et al. 2006), sodass es wenig verwunderlich ist, dass schwere Kopf- und Gesichtsverletzungen aus Hufschlägen gegen den Kopf resultieren. Dieses Risiko wird auch durch die Ergebnisse dieser Arbeit verdeutlicht. So wurden von den evaluierten operationsbedürftigen Kopfverletzungen (n=21) 42,9% (n=9) durch Hufschläge verursacht.

Weniger häufig entstehen Kopfverletzungen aus Stürzen mit dem Pferd (13,7%, n=10), aus Tritten (6,8%, n=5), aus Stößen (5,5%, n=4) und Bissen (4,4%, n=1) (Tab. 10).

Eine besonders verletzungsgefährdete Region des Kopfes ist das Mittelgesicht. Insbesondere während der Hufpflege kommt es häufig zu Hufschlägen in das Gesicht des Reiters. Lee und Steenberg unterteilten im Jahr 2008 reitunfallbedingte Gesichtsfrakturen nach der Lokalisation: das Mittelgesicht dominierte mit 79,4%. In einer Studie von Ueeck et al. 2004 über maxillofaziale Verletzungen durch Reitunfälle entstanden 72% der Verletzungen durch Hufschläge in das Mittelgesicht. In der eigenen Studie betrug der Anteil von Verletzten mit Mittelgesichtsverletzungen 8,8% (n=25). Dabei handelte es sich in 9 Fällen um Frakturen der Orbita und in 5 Fällen um Frakturen des Jochbeines.

5.6.1.1 Prävention von Kopfverletzungen

Zahlreiche Arbeitsgruppen beschrieben die Effektivität von Schutzhelmen im Reitsport (Bond et al. 1995, Buckley et al. 1993, Chitnavis et al. 1996, Jagodzinski et DeMuri 2005, Kriss TC et Kriss VM 1997, O`Farrell et al. 1997, Regan et al. 1991, Schmidt et al. 1994).

Allerdings zeigen unsere Daten, dass es zwischen den Raten von kopfverletzten Helmträgern und kopfverletzten Nicht-Helmträgern nahezu keinen Unterschied gab (29,3% vs. 30,8%) (Abb. 32).

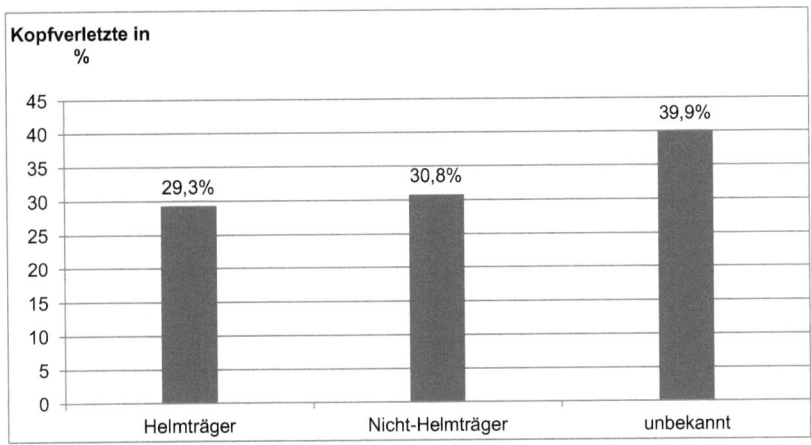

Abbildung 32: Kopfverletzungen in Abhängigkeit der Nutzung eines Kopfschutzes

Die Tatsache, dass 29,3% der Helmträger (29/99) in der vorliegenden Studie Kopfverletzungen erlitten, weist darauf hin, dass Reithelme einen unzureichenden Schutz bieten. Diese Erkenntnis bestätigt eine Veröffentlichung von Mc Ghee 1987, in der 9% von untersuchten verunfallten Reitern Schädelfrakturen erlitten, obwohl sie zum Unfallzeitpunkt einen Helm trugen.

Andererseits wird der Nutzen eines Kopfschutzes bei Berücksichtigung der Verletzungsschwere der Kopfverletzungen und der daraus resultierenden Behandlungsnotwendigkeit deutlich (Abb. 33).

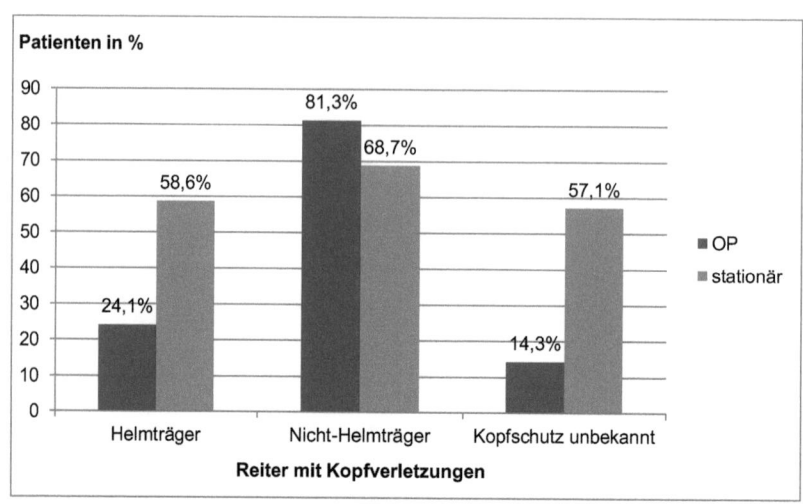

Abbildung 33: Behandlung von Kopfverletzten mit und ohne Helm

In der vorliegenden Studie erlitten Reiter, die zum Unfallzeitpunkt keinen Helm trugen, wesentlich schwerere Kopfverletzungen mit Operationsbedürftigkeit als Reiter die einen Kopfschutz nutzten (81,3% vs. 24,1%) (Abb. 33). Ergebnisse von Bond et al. 1995, Cuenca et al. 2009 und Kriss TC et Kriss VM 1997 bestätigen dies. Selbstverständlich ist es nicht möglich, Sicherheitshelme für alle Arten von Kopfverletzungen zu kreieren. In Anbetracht der Ergebnisse dieser Studie, sowie der anderer Arbeitsgruppen, sollte eine Verbesserung und Weiterentwicklung der Helmsysteme angestrebt werden, um insbesondere die Anzahl von Kopfverletzungen in der Zukunft zu reduzieren. Die Einführung eines Gesichtsschutzes, wie er im Polosport genutzt wird, würde sicher zu einer Reduktion der Anzahl von Gesichtsverletzungen führen. Eine andere denkbare Maßnahme zur Verbesserung des Gesichtsschutzes wäre ein Zahn- oder Mundschutz aus Gummi (Douglas 1995). Ob diese Veränderungen jedoch von aktiven Reitern angenommen werden, ist fraglich, da aktuell die bereits existierenden Kopfschutzsysteme nur unzureichend von Reitern genutzt werden. Gemäß einer Publikation von Nelson et al. im Jahr 1994 trugen lediglich 57,5% der Englisch-Reiter einen Helm auf ihrem letzten Ritt. Im Western-style kommen Helme sogar nur in zirka 12% der Fälle zum Einsatz (Nelson et al. 1994). Eine Befragung der in dieser Studie untersuchten Reiter über die Effektivität von

Helmen im Reitsport ergab, dass 41,1% der Befragten glaubten, Helme hätten keine Schutzwirkung bei einem Unfall, 43,8% hielten einen Helm für komplett unnötig und 29,9% hielten Helme für zu unkomfortabel.

Zusammenfassend lässt sich schlussfolgern, dass die Nutzung von Helmen im Reitsport zu empfehlen ist, aber eine Verbesserung dieser Kopfschutzsysteme angestrebt werden muss. Carrillo et al. (2007) beschrieben, dass im Reitsport im Vergleich zu anderen Sportarten das Design der Schutzausrüstung seit langer Zeit nicht verbessert wurde. Jeder Reiter sollte auf angemessenes Equipment und Reithelme der Zertifizierung EN 1384 (Europäische Norm für Helme) oder ein TÜV-Zeichen achten. Das Ziel der Reitzubehörhersteller sollte die Herstellung eines effektiven Reithelmes mit einem Tragekomfort sein, der an die Bedürfnisse der Nutzer angepasst ist.

5.6.2 Torsoverletzungen

Verletzungen des Torsos stellen mit 34,6% der in dieser Arbeit evaluierten reitunfallbedingten Verletzungen eine häufig betroffene Körperregion dar. Besonders kritisch für Patienten mit Torsoverletzungen sind Läsionen der Wirbelsäule, da diese häufig mit einer hohen Verletzungsschwere sowie neurologischen Defiziten einhergehen (Kricke 1980). Somit stehen in diesem Kapitel die Inzidenz sowie die Prävention von Wirbelsäulenverletzungen im Mittelpunkt. Gemäß der themenrelevanten Literatur litten 7-10% aller Reiter, die sich aufgrund eines Reitunfalles einer stationären Krankenhausbehandlung unterziehen müssen, unter spinalen Läsionen (Andermahr et al. 2000, Barone und Rodgers 1989, Kotilainen et al. 1997). Giebel et al. publizierten im Jahre 1994, dass Wirbelsäulenverletzungen ebenso häufig aus Reitunfällen resultieren wie Verletzungen des Schlüsselbeines. Carrillo et al. beschrieben in ihrer Publikation aus dem Jahr 2007 eine Rate von reitunfallbedingten Wirbelsäulenverletzungen von 22% und in einer Studie von Hamilton und Tranmer (1993) litten 13% der untersuchten verunfallten Reiter an Wirbelsäulenverletzungen. Ähnliche Raten von Reitern mit Wirbelsäulenläsionen ergeben sich auch aus den Daten dieser Arbeit, in der 16,3% der untersuchten Reiter Verletzungen der Wirbelsäule erlitten. Entgegen einer Veröffentlichung von Siebenga et al. im Jahr 2006, in der 78% der Wirbelkörperfrakturen im thorakolumbalen Übergang lokalisiert waren, zeigten sich bei den in unserer Studie untersuchten Kollektiv die meisten Wirbelkörperfrakturen mit 41,3% im Bereich der mittleren und unteren Lendenwirbelsäule, gefolgt von der Halswirbelsäule mit 39,1% und der Brustwirbelsäule mit 15,2%.

5.6.2.1 Prävention von Wirbelsäulenverletzungen

Pferde sind hochbeinige Lauf- und Fluchttiere (Meyers Lexikonredaktion 2001). Da Pferde bis zu 65 km/h schnell laufen, bis zu 500kg schwer sein können und sich der Reiter beim Reiten bis zu 3m über dem Boden befindet, wird eine enorme Energie beim Sturz vom Pferd auf den Reiter übertragen (Ball et al. 2009, Ueeck et al. 2004, Hamilton und Tranmer 1993, Kriss und Kriss 1997). Der Vollblüter Huaso übersprang 1947 beim Mächtigkeitsspringen eine Höhe von 2,47m (Sgrazzutti et al. 2006), so dass davon auszugehen ist, dass ein Springreiter im Falle eines Unfalles aus einer Höhe von über 5m auf seinen Körper stürzt. Es sind in etwa 80g der Akzeleration nötig, um Parenchym des zentralen Nervensystems zerreißen zu lassen (Kriss und Kriss 1997). Der Sturz von einem galoppierenden Pferd kann bis zu 300g Akzeleration auf die Wirbelsäule des Reiters übertragen (Kriss und Kriss 1997). Dieser Kraft und Energie im Falle eines Sturzes von einem Pferd und dem damit verbundenen Verletzungsrisiko ist mit einer effektiven Schutzausrüstung entgegenzutreten. In diesem Zusammenhang wird gegenwärtig die Nutzung von Oberkörperprotektoren zur Prävention vor Wirbelsäulenverletzungen empfohlen.

In der derzeitigen Literatur finden sich jedoch nur unzureichende Informationen über die Effektivität von Schutzwesten im Reitsport, sodass zumindest anhand wissenschaftlicher Daten die Nutzung von Schutzwesten im Reitsport nicht empfohlen werden kann.

Die in dieser Arbeit untersuchten Reiter profitierten nicht von dem Tragen einer Schutzweste zum Unfallzeitpunkt. So zeigten sich beim Vergleich der Schutzwestenträger mit den Nicht-Schutzwestenträgern nahezu gleiche Raten von operationsnotwendigen Torsoverletzungen, stationärer Behandlungsnotwendigkeit (aufgrund von Torsoverletzungen) und Frakturen im Bereich des Torsos (Abb. 34).

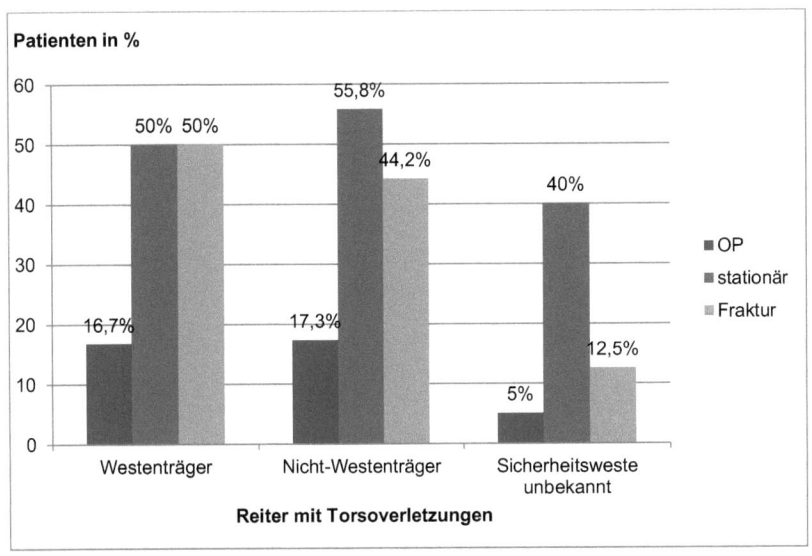

Abbildung 34: Behandlung und Frakturen von Westenträgern und Nicht-Westenträgern

Unserer Meinung nach basiert die Ineffektivität der Westen auf verschiedenen Gründen. Einerseits sind Schutzwesten nicht darauf ausgelegt Körperregionen wie das Becken, die Schultern oder die Halswirbelsäule zu schützen. Andererseits ist es fraglich, ob die unter dem Oberkörperprotektor befindlichen Körperteile im Falle eines Sturzes von einem Pferd tatsächlich geschützt werden. Insbesondere aus Stürzen auf den Steiß resultiert häufig ein axiales Stauchungstrauma auf die Wirbelsäule, die dann ihren Ursprung in der durch den Oberkörperprotektor nicht geschützten Steißregion hat und dessen Kraft sich in der Folge nach kranial durch die Wirbelsäule fortsetzt. In diesen Fällen erleiden die verunfallten Reiter dann häufig Frakturen im Bereich der Lendenwirbelsäule und des thorakolumbalen Überganges. Diese Wirbelsäulenabschnitte sind durchaus makroskopisch durch eine Schutzweste geschützt, da sie oberflächlich von dem Protektor ummantelt sind. Eine Schutzwirkung hat die Schutzweste jedoch bei dem beschriebenen Unfallmechanismus keineswegs.

Es lässt sich schlussfolgern, dass ein hoher Forschungsbedarf bezüglich des Themas „Effektivität von Schutzwesten im Reitsport" existiert, da in der gegenwärtigen Literatur nahezu keine Arbeiten zu finden sind, auf deren Daten die Nutzung von Schutzwesten im Reitsport empfohlen oder nicht empfohlen werden könnte. Die Ergebnisse der eigenen Arbeit geben einen Hinweis darauf, dass gegenwärtig im Reitsport zum Einsatz kommende Oberkörperschutzsysteme einen unzureichenden Schutz gegenüber Verletzungen im Torsobereich und somit der der Wirbelsäule bieten. So gilt für die Reitschutzwesten die gleiche Aussage, wie bereits für Reithelme in Kapitel 5.6.1.1 formuliert wurde: Das Ziel der Reitzubehörhersteller sollte die Herstellung eines effektiven Oberkörperprotektors mit einem Tragekomfort sein, der an die Bedürfnisse der Nutzer angepasst ist.

5.7 Weitere Möglichkeiten zur Unfallprävention

Reiter profitieren von dem Betreiben von Ausdauersportarten, um körperlich fit zu sein. In der vorliegenden Studie gaben 84,4% der untersuchten Reiter an, dass die körperliche Fitness des Reiters für das Reiten sehr wichtig sei. Eine weitere sinnvolle Maßnahme zur Verletzungsprävention im Reitsport ist die Durchführung von Falltrainingsprogrammen für Reiter, die unter anderem durch die Initiative der Reitsicherheits AG Hamburg flächendeckend durch die FN in der Bundesrepublik Deutschland angeboten werden. Die Effektivität solcher Falltrainingsprogramme wurde in der Vergangenheit schon von anderen Arbeitsgruppen beschrieben (Giebel et al. 1994, Pounder 1984). Giebel et al. 1994 bewiesen durch eine Videoanalyse von 536 Stürzen, dass eine aktive Einflussnahme des erfahrenen Reiters auf den Ablauf eines Sturzes möglich ist. Ziel wäre es, die Flugbahn initial so umzulenken, um auf den Beinen zu landen und dadurch Energie aus dem Sturz herauszunehmen.

Beim Führen eines Pferdes am Strick sollte man nicht auf feste Handschuhe verzichten, denn ein unwilliges oder erschrecktes Pferd kann großen Zug auf die führende Hand des Reiters bewirken. Dies bestätigen unsere Daten mit 12 handverletzten Reitern, die keine Handschuhe trugen und sich durch einen Zug am Strick oder Zügel verletzten.

Weitere Maßnahmen, wie das Aufwärmen mit Gymnastik vor dem Besteigen eines Pferdes sowie die Absolvierung eines Reitabzeichens, in dessen Rahmen unter anderem wichtiges theoretisches Wissen zum Umgang mit Pferden vermittelt wird, tragen zur Unfallprävention bei. Besonders für unerfahrene Reiter ist es wichtig, dass Verhalten eines Pferdes zu erlernen, um in besonderen Situationen die Reaktion des Tieres besser einschätzen zu können und gegebenenfalls Einfluss darauf zu nehmen. Wichtige Regeln, wie das Ansprechen des Tieres bei Annäherung von hinten, müssen beachtet werden. Zudem wird gelehrt, den Führstrick nicht um die Hand zu wickeln. Ein gut betreuter Unterricht ist von enormer Bedeutung. Zudem sollten Grundsätze eingehalten und neue Richtlinien überdacht werden. Giebel et al. 1994 beschrieben Bestimmungen aus der ehemaligen DDR, in denen Kleinkindern bis zum 4. Lebensjahr das Reiten verboten war und Kinder bis zum 14. Lebensjahr nur auf vom Leiter der Touristikstation ausgewählten Pferden, die als besonders ruhig galten, reiten durften (Gesetzblatt der Deutschen Demokratischen Republik 1974). Diese strengen Vorgaben scheinen zwar übertrieben, garantierten aber eine Reduktion von Reitunfällen bei Kindern.

Auch die Industrie sollte mehr Bedeutung in die Sicherheit legen. Große, beliebte Versandhäuser für den Reitsportbedarf sollten ihre Rubrik „Sicherheit" erweitern und für den Konsumenten interessanter gestalten. So werden regelmäßig bestimmte Produkte durch Berühmtheiten vertrieben, wobei die Unfallprävention eine untergeordnete Rolle zu spielen scheint. Sicherheitswochen mit Angeboten, Gewinnspielen, Informationsflyern und dem positiven Vorbild eines Turnierreiters könnten sich nützlich auf das Verhalten der jungen Reitsportler auswirken.

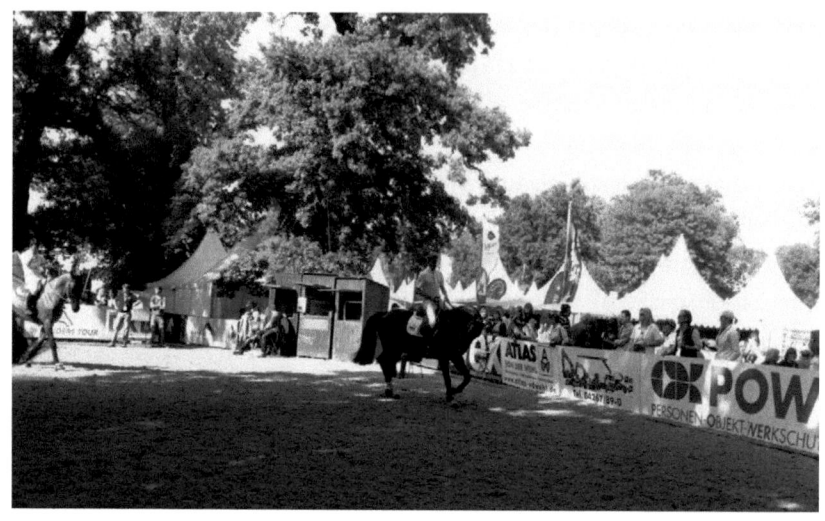

Abbildung 35: Ein negatives Vorbild auf dem Abreiteplatz des Hamburger Derby 2011

6 Zusammenfassung

Reitsport ist eine weit verbreitete Freizeitbeschäftigung. Durch die hohen kinetischen Kräfte und das Fluchtverhalten des Pferdes können für den Reiter Situationen entstehen, die zu Unfällen und Verletzungen führen. In der vorliegenden prospektiven Arbeit wurden über einen Zeitraum von einem Jahr die Geschehensabläufe bei 283 verunfallten Reitern, die aufgrund ihres Reitunfalles in einem der 7 an dieser Studie teilnehmenden unfallchirurgischen Kliniken behandelt wurden, evaluiert und analysiert. Das in dieser Arbeit untersuchte Kollektiv bestand aus 247 weiblichen (87,3%) und 36 männlichen Reitern (12,7%) in einem Durchschnittsalter von 26,6 Jahren. Der häufigste Unfallmechanismus war der Sturz vom Pferd (n=150, 53%), gefolgt vom Huftritt (n=33, 11,7%). Die am häufigsten von Verletzungen betroffene Körperregion war der Kopf (n=73, 25,8%), gefolgt von der Hand (n=47, 16,6%) und der Wirbelsäule (n=46, 16,3%). Kopfverletzungen waren mit einer besonders hohen Verletzungsschwere assoziiert, was sich sowohl in der Rate der operativen Behandlungsnotwendigkeit als auch in der stationären Behandlungsdauer widerspiegelte. Die genaue Analyse der Kopfverletzten zeigte, dass Schutzhelme die Schwere, nicht aber die Anzahl von Kopfverletzungen reduzieren können. Die Untersuchung der Effektivität von Oberkörperprotektoren ergab, dass im Reitschutzwesten weder einen Einfluss auf die Anzahl noch auf die Schwere von Wirbelsäulenverletzungen zu haben scheinen. Es lässt sich schlussfolgern, dass trotz der Ergebnisse dieser Arbeit ein hoher Forschungsbedarf bezüglich des Themas „Reitunfälle" existiert. Gegenwärtig im Reitsport zum Einsatz kommende Schutzsysteme scheinen nicht ausgereift und bieten nur einen unbefriedigenden Schutz gegenüber reitunfallbedingten Verletzungen. Somit sind Wissenschaftler, Hersteller von Reitschutzkleidung, Sportmediziner und –funktionäre sowie die Reiter selbst gefordert, an der Entwicklung effektiver, komfortabler und tragbarer Schutzkleidung mitzuwirken, um in der Zukunft die Anzahl sowie die Schwere von reitunfallbedingten Verletzungen zu reduzieren.

7 Abkürzungsverzeichnis

Abb.	Abbildung
BRD	Bundesrepublik Deutschland
BWK	Brustwirbelkörper
BWS	Brustwirbelsäule
ca.	zirka
DDR	Deutsche Demokratische Republik
DRP	Deutscher Reitpass
EN 13158	Europäische Norm für Sicherheitswesten
EN 1384	Europäische Norm für Reithelme
EN 340	Europäische Norm für Schutzkleidung
et al.	et alia
e.V.	eingetragener Verein
FN	Fédération Équestre Nationale
HWK	Halswirbelkörper
HWS	Halswirbelsäule
LPO	Leistungs-Prüfungs-Ordnung
LWK	Lendenwirbelkörper
LWS	Lendenwirbelsäule
MRT	Magnetresonanztomographie
OP	Operation
o.g.	oben genannt
PS	Pferdestärke
Tab.	Tabelle
vs.	versus
z.B.	zum Beispiel

8 Abbildungsverzeichnis

Abbildung 1: Pferd „Loganda" II
    Bild zur Verfügung gestellt von Victoria Christiane Eckert

Abbildung 2: Gliederung nach Alter und Geschlecht 2
    Deutsche Reiterliche Vereinigung E.V. (FN) (2011) Seite 141

Abbildung 3: Ein geistig und körperlich behinderter Mensch während der Hippotherapie 5
    URL: http://www.sol.de/storage/pic/home/dpa/serviceline/tiere/berichte/115148_1_
    jpeg-1ctp0005-20030327_3685722.onlineBild.jpg [Stand: 18.09.2011, 14:13]

Abbildung 4: Fossiler Fund eines Urpferdes 6
    URL: www.mallig.eduvinet.de/bio/urpferd2.gif [Stand: 18.09.2011, 14:17]

Abbildung 5: Dressurhengst "Totilas" 7
    URL: http://www.welt.de/sport/article10296069/Schockemoehle-zahlt-fuer-ein-Pferd-zehn-
    Millionen-Euro.html [Stand: 18.09.2011, 14:25]

Abbildung 6: Der germanische Göttervater Odin reitet sein acht-beiniges Pferd Sleipnir 8
    URL: http://lupa-romana.de/Bilder/Blog/N%202009-10-
    07%20Poseidons%20Pferde%20Sleipnir.JPG [Stand: 18.09.2011, 14:36]

Abbildung 7: Ausbildung eines Polizeipferdes 9
    URL: http://www.polizei.sachsen.de/lpdzd/2142.htm [Stand: 18.09.2011, 15:30]

Abbildung 8: Reithelm DIN EN 1384 11
    URL: http://www.google.de/imgres?imgurl=http://www.reiterladen-freising.de/shop_ neu/
    images/911_400_002_gd.jpg&imgrefurl=http://www.reiterladen-freising.de/shop_neu/index.
    php%3FcPath%3D2%26main_page%3Dindex&usg=__mEsOHwcScDkJFvwkMEArtfK8Vy0=&
    h=400&w=400&sz=21&hl=de&start=57&zoom=1&tbnid=McKNzUWIElPoKM:&tbnh=123&tbnw
    =123&ei=1vWaTru4HoXssgbxoLynBA&prev=/search%3Fq%3Dreithelm%26um%3D1%26hl%
    3Dde%26client%3Dfirefox-a%26sa%3DN%26rls%3Dorg.mozilla:de:official%26biw%3D1280
    %26bih%3D631%26tbm%3Disch&um=1&itbs=1&iact=hc&vpx=308&vpy=292&dur=2869&hov
    h=225&hovw=225&tx=163&ty=135&sig=102577580118105558435&page=4&ndsp=23&ved=1
    t:429,r:9,s:57 [Stand: 16.10.2011, 10:12]

Abbildung 9: Polsterweste 12
    URL: www.decathlou.de [Stand: 05.09.2011, 18:22]

Abbildung 10: Wirbelsäulenprotektor 12
    URL: www.sportbuck.com [Stand: 05.09.2011, 18:36]

Abbildung 11: Airbagweste 13
    URL: www.hit-air.ch [Stand: 05.09.2011, 18:38]

Abbildung 12: Auslösemechanismus der Airbagweste 13
URL: www.rc-halali.de [Stand: 05.09.2011, 18:38]

Abbildung 13: Wirbelkörperkompressionsfraktur 14
URL: www.neuros.net [Stand: 05.09.2011, 18:36]

Abbildung 14: Röntgenbild einer Wirbelkörperkompressionsfraktur 14
URL: www.medizin-und-technik.de [Stand: 05.09.2011, 18:40]

Abbildung 15: MRT einer Wirbelkörperkompressionsfraktur 14
URL: www.kup.at [Stand: 05.09.2011, 18:40]

Abbildung 16: Altersverteilung nach Geschlecht 23
Eigener Entwurf der Autorin

Abbildung 17a: Altersverteilung der Helmträger 25
Eigener Entwurf der Autorin

Abbildung 17b: Altersverteilung der Schutzwestenträger 25
Eigener Entwurf der Autorin

Abbildung 18: Altersverteilung der Pferde 26
Eigener Entwurf der Autorin

Abbildung 19: Unfälle in Abhängigkeit des Monats 29
Eigener Entwurf der Autorin

Abbildung 20: Häufigkeit von Einzelverletzungen und kombinierten Verletzungen 30
Eigener Entwurf der Autorin

Abbildung 21: Art der Verletzungen 32
Eigener Entwurf der Autorin

Abbildung 22: Unfallursache der Kopfverletzungen 33
Eigener Entwurf der Autorin

Abbildung 23: Grad des Schädel-Hirn-Traumas bezüglich stationärem Aufenthalt 34
Eigener Entwurf der Autorin

Abbildung 24: Lokalisation der Frakturen des Kopfes 36
Eigener Entwurf der Autorin

Abbildung 25: Häufigkeitsverteilung der Orbitafrakturen 36
Eigener Entwurf der Autorin

Abbildung 26: Vergleich des Krankenhausaufenthaltes 37
Eigener Entwurf der Autorin

Abbildung 27: Lokalisation der Wirbelsäulenverletzung 43
Eigener Entwurf der Autorin

Abbildung 28: Unfallursache der Wirbelsäulenverletzung 43
Eigener Entwurf der Autorin

Abbildung 29: Lokalisation in Abhängigkeit von der Unfallursache 44
Eigener Entwurf der Autorin

Abbildung 30: Anzahl der Patienten bezüglich der Dauer des stationären Aufenthaltes 53
Eigener Entwurf der Autorin

Abbildung 31: Pferdebissverletzung bei einem 3-jährigen Mädchen 60
Bild zur Verfügung gestellt von PD Dr. Dr. Pohlenz

Abbildung 32: Kopfverletzungen in Abhängigkeit der Nutzung eines Kopfschutzes 64
Eigener Entwurf der Autorin

Abbildung 33: Behandlung von Kopfverletzten mit und ohne Helm 65
Eigener Entwurf der Autorin

Abbildung 34: Behandlungen und Frakturen von Westenträgern und Nicht-Westenträgern..68
Eigener Entwurf der Autorin

Abbildung 35: Ein negatives Vorbild auf dem Abreiteplatz des Hamburger Derby 2011 71
Bild zur Verfügung gestellt von Victoria Christiane Eckert

9 Tabellenverzeichnis

Tabelle 1: Frakturtypen 31
Tabelle 2: Verletzungen am Oberarm 47
Tabelle 3: Verletzungen am Unterarm 47
Tabelle 4: Verletzungen der Hand 48
Tabelle 5: Verletzungen am Oberschenkel 49
Tabelle 6: Verletzungen am Knie 49
Tabelle 7: Verletzungen am Unterschenkel 50
Tabelle 8: Verletzungen am Fuß 50
Tabelle 9: Stationäre versus ambulante Behandlung bei Reitern mit Kopfverletzungen und Reitern mit Verletzungen der oberen Extremität 62
Tabelle 10: Unfallmechanismus bei Kopfverletzungen versus Gesamtheit der Verletzungen 62

10 Literaturverzeichnis

10.1 Monographie

1. Deutsche Reiterliche Vereinigung E.V. (FN) (2011) Jahresbericht 2010. MKL-Druck GmbH & Co, Ostbevern. S 140-141.

2. Giebel G, Braun K, Mittelmeier W (1994) Unfälle beim Pferdesport – Unfallhergang, Verletzungen und Prävention. Springer-Verlag, Heidelberg. S 82-115, S 116-117, S 143-145.

3. Meyers Lexikonredaktion (2001) Meyers grosses Taschenlexikon in 25 Bänden. Band 17. B.I. Taschenbuchverlag, Mannheim. S 134-137.

4. Over U (2005) Pferde - Mit der Mähne im Wind. Lingen-Verlag, Köln. S 10-16.

5. Schemel HJ, Erbguth W (2000) Sport und Umwelt. Meyer & Meyer Verlag, Aachen. S 356-380

6. Sgrazzutti S, Ditter-Hilkens I, Schulzki J (2006) Das Pferd. Faszination und Mythos. Krone, Köln. S 100-101, S 118, S 131, S 138-139, S 152-153.

10.2 Zeitschriftenaufsatz

1. Andermahr J, Schiffer G, Burger C, Rehm KE (2000) Spinal injuries in jockeys. 2 case reports and review of the literature. Unfallchirurg 103(8):688–692.

2. Aronson H, Tough SC (1993) Horse-related fatalities in the Province of Alberta, 1975-1990. Am J Forensic Med Pathol 14(1):28-30.

3. Avery JG, Harper P, Ackroyd S (1990) Do we pay too dearly for our sport and leisure activities? An investigation into fatalities as a result of sporting and leisure activities in England and Wales, 1982-1988. Public Health 104(6):417-423.

4. Ball CG, Ball JE, Kirkpatrick AW, Mulloy RH (2007) Equestrian injuries: incidence, injury patterns, and risk factors for 10 years of major traumatic injuries. Am J Surg 193(5):636-640.

5. Ball JE, Ball CG, Mulloy RH, Datta I, Kirkpatrick AW (2009) Ten years of major equestrian injury: are we addressing functional outcomes? J Trauma Manaq Outcomes 3:2.

6. Barone GW, Rodgers BM (1989) Pediatric equestrian injuries: a 14-year review. J Trauma 29(2):245-247.

7. Bixby-Hammett DM (1992) Pediatric equestrian injuries. Pediatrics 89(6 Pt 2):1173-1176.

8. Bixby-Hammett D, Brooks WH (1990) Common injuries in horseback riding. A review. Sports Med 9(1):36-47.

9. Bond GR, Christoph RA, Rodgers BM (1995) Pediatric equestrian injuries: assessing the impact of helmet use. Pediatrics 95(4):487-489.

10. Buckley SM, Chalmers DJ, Langley JD (1993) Injuries due to falls from horses. Aust J Public Health 17(3):269-271.

11. Campbell-Hewson GL, Robinson SM, Egleston CV (1999) Equestrian injuries in the paediatric age group: a two centre study. Eur J Emerg Med 6(1):37-40.

12. Carrillo EH, Varnagy D, Bragg SM, Levy J, Riordan K (2007) Traumatic injuries associated with horseback riding. Scand J Surg 96(1):79-82.

13. Centers for Disease Control and Prevention (CDC) (1996) Horseback-riding-associated traumatic brain injuries--Oklahoma, 1992-1994. MMWR Morb Mortal Wkly Rep 45(10):209-211.

14. Chitnavis JP, Gibbons CL, Hirigoyen M, Lloyd Parry J, Simpson AH (1996) Accidents with horses: what has changed in 20 years? Injury 27(2):103-105.

15. Christey GL, Nelson DE, Rivara FP, Smith SM, Candie C (1994) Horseback riding injuries among children and young adults. J Fam Pract 39(2):148-152.

16. Condie C, Rivara FP, Bergman AB (1993) Strategies of a successful campaign to promote the use of equestrian helmets. Public Health Rep 108(1):121-126.

17. Cuenca AG, Wiggins A, Chen MK, Kays DW, Islam S, Beierle EA (2009) Equestrian injuries in children. J Pediatr Surg 44(1):148-150.

18. D´Abreu F (1976) Letter: Brain damage in jockeys. Lancet 1(7971):1241.

19. Dahl E (1998) Animal bites at the casualty department of the Oslo City Council. Tidsskr Nor Laegeforen 118(17):2614-2617.

20. Douglas BL (1995) Oral protection for equestrians. CDS Rev 88(5):28-30.

21. Eckert V, Lockemann U, Püschel K, Meenen NM, Hessler C (2011) Equestrian injuries caused by horse kicks: first results of a prospective multicenter study. Clin J Sport Med 21(4):353-355.

22. Exadaktylos AK, Eggli S, Inden P, Zimmermann H (2002) Hoof kick injuries in unmounted equestrians. Improving accident analysis and prevention by introducing an accident and emergency based relational database. Emerg Med J 19(6):573–575.

23. Finch C, Cassell E. The public health impact of injury during sport and active recreation (2006) Sci Med Sport 9(6):490-497.

24. Giebel G, Braun K, Mittelmeier W (1993) Equestrian accidents in children. Chirurg 64(11):938-947.

25. Gierup J, Larsson M, Lennquist S (1976) Incidence and nature of horse-riding injuries. A one-year prospective study. Acta Chir Scand 142(1):57–61.

26. Gomes CM, Ribeiro-Filho L, Giron AM, Mitre AI, Figueira ER, Arap S (2000) Genital trauma due to animal bites. J Urol 165(1):80-83.

27. Grossman JA, Kulund DN, Miller CW, Winn HR, Hodge RH Jr (1978) Equestrian injuries. Results of a prospective study. JAMA 240(17):1881-1882.

28. Hamilton MG, Tranmer BI (1993) Nervous system injuries in horseback-riding accidents. J Trauma 34(2):227-232.

29. Heitkamp HC, Horstmann T, Hillgeris D (1998) Riding injuries and injuries due to handling horses in experienced riders. Unfallchirurg 101(2):122-128.

30. Hessler C, Namislo V, Kammler G, Lockemann U, Püschel K, Meenen NM (2011) [Spine injuries due to horse riding accidents - an analysis of 30 cases]. Sportverletz Sportschaden 25(2):93-96.

31. Hessler C, Pohlenz P, Schmelzle R, Meenen NM, Lockemann U, Püschel K (2011) Forensische Pädopathologie: Pferdebissverletzungen Reitsport im Kindes- und Jugendalter. Päd 1(17):14-19.

32. Hessler C, Schilling B, Meenen NM, Lockemann U, Püschel K (2010) Risks in sport Sportschaden 24(3):154-158.

33. Hessler C, Schilling B, Kammler T, Meenen NM, Lockemann U, Püschel K (2009) Forensische Pädopathologie: Reitsport im Kindes- und Jugendalter – Risiken, Sicherheitsstandards und Unfallpräventionsmöglichkeiten. Päd 6(15):355-358.

34. Hobbs GD, Yealy DM, Rivas J (1994) Equestrian injuries: a five-year review. J Emerg riding - a critical survey of safety standards in sport riding. Sportverletz

35. Med 12(2):143-145.

36. Hopf S, Buchalla R, Elhöft H, Rubarth O, Börm W (2009) Atypical dislocated dens fracture type II with rotational atlantoaxial luxation after a riding accident. Unfallchirurg 112(5):517-520.

37. Ingemarson H, Grevsten S, Thorén L (1989) Lethal horse-riding injuries. J Trauma 29(1):25-30.

38. Jagodzinski T, DeMuri GP (2005) Horse-related injuries in children: a review. WMJ 104(2):50-54.

39. Johns E, Farrant G, Civil I (2004) Animal related injury in an urban New Zealand population. Injury 35(12):1234-1238.

40. Kesting MR, Hölzle F, Pox C, Thurmüller P, Wolff KD (2006) Animal bite injuries to the head: 132 cases. Br J Oral Maxillofac Surg 44(3):235-239.

41. Kiss K, Swatek P, Lénárt I, Mayr J, Schmidt B, Pintér A, Höllwarth ME (2008) Analysis of horse-related injuries in children. Pediatr Surg Int 24(10):1165-1169.

42. Kotilainen EM, Karki T, Satomaa OK (1997) Traumatic cervical disc herniation-tetraparesis in a patient kicked by a horse. Acta Orthop Scand 68(2):176-177.

43. Kricke E (1980) The fatal riding accident. Unfallheilkunde 83(12):606-608.

44. Kriss TC, Kriss VM (1997) Equine-related neurosurgical trauma: a prospective series of 30 patients. J Trauma 43(1):97-99.

45. Lee KH, Steenberg LJ (2008) Equine-related facial fractures. Int J Oral Maxillofac Surg 37(11):999-1002.

46. Lim J, Puttaswamy V, Gizzi M, Christie L, Croker W, Crowe P (2003) Pattern of equestrian injuries presenting to a Sydney teaching hospital. ANZ J Surg 73(8):567-571.

47. Lloyd RG (1987) Riding and other equestrian injuries: considerable severity. Br J Sports Med 21(1):22-24.

48. Mayberry JC, Pearson TE, Wiger KJ, Diggs BS, Mullins RJ (2007) Equestrian injury prevention efforts need more attention to novice riders. J Trauma 62(3):735-739.

49. McCrory P, Turner M (2005) Equestrian injuries. Med Sport Sci 48:8-17.

50. McGhee CN, Gullan RW, Miller JD (1987) Horse riding and head injury: admissions to a regional head injury unit. Br J Neurosurg 1(1):131-135.

51. McLatchie GB (1979) Equestrian injuries - a one year prospective study. Br J Sports Med 13(1):29-32.

52. Nelson DE, Rivara FP, Condie C (1994) Helmets and horseback riders. Am J Prev Med 10(1):15-19.

53. Nelson DE, Bixby-Hammett D (1992) Equestrian injuries in children and young adults. Am J Dis Child 146(5):611-614.

54. Newton AM, Nielsen AM (2005) A review of horse-related injuries in a rural Colorado hospital: implications for outreach education. J Emerg Nurs 31(5):442-446.

55. Nicholl JP (1990) Safety of horseriding. BMJ 301(6750):496.

56. Northey G (2003) Equestrian injuries in New Zealand, 1993-2001: knowledge and experience. N Z Med J 116(1182):601.

57. O'Farrell DA, Irshad F, Thorns BS, McElwain JP (1997) Major pelvic injuries in equestrian sports. Br J Sports Med 31(3):249–251.

58. Paix BR (1999) Rider injury rates and emergency medical services at equestrian events. Br J Sports Med 33(1):46-48.

59. Pounder DJ (1984) "The grave yawns for the horseman." Equestrian deaths in South Australia 1973-1983. Med J Aust 141(10):632-635.

60. Rathfelder FJ, Klever P, Nachtkamp J, Paar O (1995) Injuries in horseback riding--incidence and causes. Sportverletz Sportschaden 9(3):77-83.

61. Regan PJ, Roberts JO, Feldberg L, Roberts AH (1991) Hand injuries from leading horses. Injury 22(2):124–126.

62. Roe JP, Taylor TK, Edmunds IA, Cumming RG, Ruff SJ, Plunkett-Cole MD, Mikk M, Jones RF (2003) Spinal and spinal cord injuries in horse riding: the New South Wales experience 1976 – 1996. ANZ J Surg 73(5):331–334.

63. Schmidt B, Höllwarth ME (1989) Sports accidents in children and adolescents. Z Kinderchir 44(6):357-362.

64. Schmidt B, Mayr J, Fasching G, Noeres H (1994) Equestrian accidents in children and adolescents. Unfallchirurg 97(12):661–662.

65. Schneiders W, Rollow A, Rammelt S, Grass R, Holch M, Serra A, Richter S, Gruner EM, Schlag B, Roesner D, Zwipp H (2007): Risk-inducing activities leading to injuries in a child and adolescent population of Germany. J Trauma 62(4):996–1003.

66. Shetty RA, Chaturvedi S, Singh Z (2005) Profile of animal bite cases in Pune. J Commun Dis 37(1):66-72.

67. Siebenga J, Segers MJ, Elzinga MJ, Bakker FC, Haarman HJ, Patka P (2006) Spine fractures caused by horse riding. Eur Spine J 15(4):465-471.

68. Silver JR (2002) Spinal injuries resulting from horse riding accidents. Spinal Cord 40(6):264-271.

69. Silver JR, Parry JM (1991) Hazards of horse-riding as a popular sport. Br J Sports Med 25(2):105-110.

70. Sorli JM (2000) Equestrian injuries: a five year review of hospital admissions in British Columbia, Canada. Inj Prev 6(1):59-61.

71. Thomas KE, Annest JL, Gilchrist J, Bixby-Hammett DM (2006) Non-fatal horse related injuries treated in emergency departments in the United States, 2001-2003. Br J Sports Med 40(7):619-626.

72. Ueeck BA, Dierks EJ, Homer LD, Potter B (2004) Patterns of maxillofacial related to interaction with horses. J Oral Maxillofac Surg 62(6):693-696.

73. Vyrostek SB, Annest JL, Ryan GW (2004) Surveillance for fatal and nonfatal injuries – United States, 2001. MMWR Surveill Summ 53(7):1–57.

74. Watt GM, Finch CF (1996) Preventing equestrian injuries. Locking the stable door. Sports Med 22(3):187-197.

10.3 Internetdokument

1. Deutsche Reiterliche Vereinigung (2006) Zahlen, Daten, Fakten. [Online im Internet] URL: http://www.pferd-aktuell.de/Wir-ueber-uns/Zahlen-Fakten/-.96/Zahlen-Fakten.htm [Stand:16.10.2011]

2. URL: http://www.pferd-aktuell.de/Disziplinen/Vielseitigkeit/Portraet/-.163/Portraet.htm [Stand: 30.08.11]

3. http://de.wikipedia.org/wiki/Vielseitigkeitsreiten [Stand: 30.08.11]

4. URL: http://www.pferd-aktuell.de/pferdesport/disziplinen/para-equestrian/para-equestrian [Stand: 16.03.2012]

5. Welt online 14.10.2010; URL: http://www.welt.de/sport/article10296069/Schockemoehle-zahlt-fuer-ein-Pferd-zehn-Millionen-Euro.html [Stand: 18.09.2011]

6. URL:http://www.wasistwas.de/natur-tiere/eure-fragen/pferde/link//185dd23515/article/warum-spricht-man-von-ps-pferdestaerke-wenn-man-von-einem-auto-spricht-was-hat-ein-pferd-mit-ein.html?tx_ttnews[backPid]=1300 [Stand: 03.03.11]

7. URL:http://de.wikipedia.org/wiki/Berittene_Polizei [Stand: 06.09.2011]

8. URL: http://www.polizei.sachsen.de/lpdzd/2142.htm [Stand: 06.09.2011]

11 Danksagung

Herrn Prof. Dr. med. Püschel danke ich herzlich für die Aufnahme in seine Arbeitsgruppe, die Überlassung dieses Themas, seine freundliche Unterstützung sowie die außergewöhnlich gute Ansprechbarkeit und Erreichbarkeit.

Ich möchte allen Mitgliedern der Hamburger AG Reitsicherheit für die freundliche Integration, die gute Zusammenarbeit, die ausgesprochen positive Arbeitsatmosphäre und das Interesse an meiner Studie danken.

Mein herzlicher Dank gilt den Chefärzten und Oberärzten, Herrn Prof. Dr. med. Meenen, Herrn PD Dr. med. Schult, Herrn Prof. Dr. med. Flamme, Herrn Dr. med. Meiners, Herrn Dr. med. Madert, Herrn Dr. med. Herberhold, sowie allen Mitarbeitern der Kliniken, die mich so tatkräftig und freundlich unterstützten.

Mein besonderer Dank gilt meiner Familie, meinen lieben Eltern und meinem Bruder, für die liebevolle Unterstützung persönlicher und finanzieller Art und ganz besonders meinen Großeltern, die mich durch ihr kontinuierliches Interesse an meiner Arbeit und kritisches Nachfragen motivierten.

Nicht zuletzt gilt ein großes Dankeschön meinen Freunden für die vielseitigen Anregungen, die Zuversicht und für die Geduld in dieser Zeit.

12 Anlagen

Anlage 1:

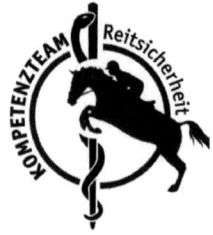

Hamburger AG Reitsicherheit

Fragebogen zu Ihrem Reitunfall am __.__.2010

Angaben zum Reiter:

2. Buchstabe des Vornamens: __ Anzahl der Buchstaben des Nachnamens: __ Geburtsmonat: __

Ausbildungsgrad zum Unfallzeitpunkt:

O Freizeitreiter mit Reitabzeichen, Leistungsklasse:_____   O Berufsreiter

O Freizeitreiter ohne Reitabzeichen (> als 6 Mon. Erfahrung)   O ohne Reitabzeichen (< als 6 Mon Erfahrung)

Angaben zum Pferd:

| Geschlecht: | O Stute | O Wallach | O Hengst |

Rasse _____ Größe _____ Jahrgang _____

In welcher Leistungsklasse darf Ihr Pferd starten? _____

Verwendungszweck (Schulpferd, Turnierpferd, Freizeitpartner, anderes):_____

Art des Unfalls: O Sturz vom Pferd   O Sturz mit Pferd

O Tritt   O Biss   O andere Art:_____

Unfallort: O Halle   O Gelände

O Außenplatz   O anderer Ort: _____

O in Hamburg   O anderes Bundesland: _____

Unfallsituation: ○ Turnier ○ Training ○ Freizeit

Disziplin: ○ Springen ○ Dressur ○ Vielseitigkeit
○ Jagdreiten ○ Polo ○ andere Disziplin: _____

Wie gut kannten Sie das Pferd?
○ erster Ritt ○ seit ca. 1 Monat
○ seit ca. 6 Monaten ○ mehr als 1 Jahr, wie lange_____ _____

Welche Ausrüstung haben Sie verwendet?

1. Pferd: Satteltyp: Spring-, Gelände-, Dressursattel

Bügellänge?, Gebiss/Zäumung?, Martingal (lang oder kurz?)

2. Reiter: Haben Sie zum Unfallzeitpunkt einen Helm getragen?
○ nein ○ ja, welcher Helmtyp? _____
wurde der Helm durch den Unfall beschädigt? _____
wurde der Helm nach dem Sturz ausgetauscht? _____

Haben Sie zum Unfallzeitpunkt eine Weste / Nackenschutz getragen?
○ nein ○ ja

Wie lief Ihrer Einschätzung nach der Unfall ab?
bitte ausführliche Schilderung; z.B. bezogen auf Bodenverhältnisse, Lichtverhältnisse, Unsicherheit im vorherigen Streckenverlauf, vorherige Rumpler, Aufsetzer etc.
_____
_____

Ist das Pferd unter Ihnen oder einem anderen Reiter schon einmal gestürzt?
○ nein ○ ja, wann und wie oft: _____

X

Sind Sie Ihrer Meinung nach "geschickt" gefallen?

Bitte beschreiben Sie noch einmal aus Ihrer Erinnerung den Sturzhergang.

_____

_____

Hätten Sie Ihrer Meinung nach mit einem vorhergehenden Fall- und Fitnesstraining Verletzungen vermeiden oder reduzieren können?

      O nein   O ja

Wie wichtig ist für Sie die körperliche und mentale Fitness des Reiters / der Reiterin, um Unfälle (Sturz, Biss etc.) zu vermeiden?

      O unwichtig   O sehr wichtig

Nehmen Sie regelmäßig an sog. Falltrainingsprogrammen für Reiter teil?

      O ja   O nein   O nicht regelmäßig

_____

Name und Vorname   Datum   Unterschrift*

*: bei Minderjährigen der Erziehungsberechtigte

Die Weitergabe, Speicherung und Auswertung dieser studienbezogenen Daten erfolgt nach datenschutzrechtlichen Bestimmungen. Alle Auswertungen und Veröffentlichungen, die im Zusammenhang mit dieser Studie stehen, erfolgen ausschließlich mit anonymisierten Daten.

Die Mitarbeiter dieser Studie unterliegen der Schweigepflicht.

Anlage 2:

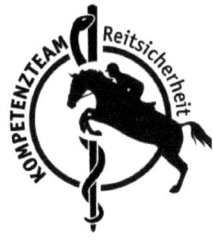

Hamburger AG Reitsicherheit

eine Arbeitsgemeinschaft des Institutes für Rechtsmedizin
Universitätsklinikum Hamburg-Eppendorf

Liebe Patientin, lieber Patient,

die Hamburger Arbeitsgemeinschaft (AG) für Reitsicherheit möchte mittels einer Studie (**Titel der Studie:** „**Unfallursachen, Unfallmechanismen, Verletzungsmuster und Behandlungsnotwendigkeit von Reitunfällen im Großraum Hamburg**") alle Reitunfälle, die sich im Jahre 2010 im Großraum Hamburg ereigneten, analysieren. Dafür erfasst ein Mitarbeiter der Hamburger AG für Reitsicherheit die klinischen Daten sowie Name und Adresse von den verunfallten Patienten in dem behandelnden Krankenhaus.

Durch die ermittelten Ergebnisse erhoffen wir uns Informationen über Unfallursachen sowie Wirksamkeit von Reiterschutzbekleidung, die in der Zukunft zu Verbesserungen der Sicherheitsstandards im Reitsport beitragen. Das Ziel dieser Studie ist die Formulierung von Leitlinien zur Erhöhung der Sicherheit im Reitsport.

Durch Ihre Teilnahme an dieser Studie würden Sie uns dabei wesentlich unterstützen!

Einverständniserklärung

O Ich bin einverstanden, dass ein/e Mitarbeiter/innen der Hamburger AG für Reitsicherheit meine medizinischen Daten zur Behandlung der Reitunfallfolgen im Krankenhaus zur Kenntnis erhalten und in pseudonymer Form erfasst.

O bin damit einverstanden, dass einem/einer Mitarbeiter/innen der Hamburger AG für Reitsicherheit davon getrennt mein Name und meine Adressdaten zur Übersendung eines Fragebogens mitgeteilt werden.

Die Weitergabe, Speicherung und Auswertung dieser studienbezogenen Daten erfolgt nach datenschutzrechtlichen Bestimmungen *(Siehe Beiblatt „Datenschutz")*. **Alle Auswertungen und Veröffentlichungen, die im Zusammenhang mit dieser Studie stehen, erfolgen ausschließlich mit anonymisierten Daten. Die Mitarbeiter dieser Studie unterliegen der Schweigepflicht.**

Dieser Einverständniserklärung ist ein Muster beigefügt, in dem das Verfahren der Pseudonymisierung Ihrer Daten beschrieben wird.

Name und Vorname   Datum   Unterschrift*

Name und Vorname des aufklärenden Prüfers   Datum   Unterschrift

Verantwortlicher des Projektes: Prof. Dr. med. Klaus Püschel

                                     e-mail: pueschel@hamburger-ag-reitsicherheit.de

                                     Tel.:   040 / 7410 52130

Anlage 3:

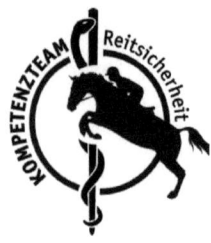

Hamburger AG Reitsicherheit

eine Arbeitsgemeinschaft des Institutes für Rechtsmedizin
Universitätsklinikum Hamburg-Eppendorf

Liebe Patientin, lieber Patient, liebe Eltern,

die Hamburger Arbeitsgemeinschaft (AG) für Reitsicherheit möchte mittels einer Studie (**Titel der Studie: „Unfallursachen, Unfallmechanismen, Verletzungsmuster und Behandlungsnotwendigkeit von Reitunfällen im Großraum Hamburg"**) alle Reitunfälle, die sich im Jahre 2010 im Großraum Hamburg ereigneten, analysieren. Dafür erfasst ein Mitarbeiter der Hamburger AG für Reitsicherheit die klinischen Daten sowie Name und Adresse von den verunfallten Patienten in dem behandelnden Krankenhaus.

Durch die ermittelten Ergebnisse erhoffen wir uns Informationen über Unfallursachen sowie Wirksamkeit von Reiterschutzbekleidung, die in der Zukunft zu Verbesserungen der Sicherheitsstandards im Reitsport beitragen. Das Ziel dieser Studie ist die Formulierung von Leitlinien zur Erhöhung der Sicherheit im Reitsport.

Durch Ihre Unterstützung würden Sie uns wesentlich bei der Umsetzung dieser Ziele helfen!

Einverständniserklärung für Minderjährige

O Ich bin einverstanden, dass ein/e Mitarbeiter/innen der Hamburger AG für Reitsicherheit die medizinischen Daten meines Kindes zur Behandlung der Reitunfallfolgen im Krankenhaus zur Kenntnis erhalten und in pseudonymer Form erfasst.

O bin damit einverstanden, dass einem/einer Mitarbeiter/innen der Hamburger AG für Reitsicherheit davon getrennt Name und Adressdaten meines Kindes zur Übersendung eines Fragebogens mitgeteilt werden.

Die Weitergabe, Speicherung und Auswertung dieser studienbezogenen Daten erfolgt nach datenschutzrechtlichen Bestimmungen (Siehe Beiblatt „Datenschutz"). Alle Auswertungen und Veröffentlichungen, die im Zusammenhang mit dieser Studie stehen, erfolgen ausschließlich mit anonymisierten Daten. Die Mitarbeiter dieser Studie unterliegen der Schweigepflicht.

Dieser Einverständniserklärung ist ein Muster beigefügt, in dem das Verfahren der Pseudonymisierung Ihrer Daten beschrieben wird.

_____

Name und Vorname des Patienten　　　　Datum

_____

Name und Vorname des Erziehungsberechtigen　Datum　　　　Unterschrift

_____

Name und Vorname des aufklärenden Prüfers　Datum　　　　Unterschrift

Verantwortlicher des Projektes:　Prof. Dr. med. Klaus Püschel

e-mail: pueschel@hamburger-ag reitsicherheit.de

Tel.:　040 / 7410 52130

Anlage 4:

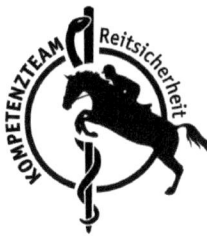

Hamburger AG Reitsicherheit

eine Arbeitsgemeinschaft des Institutes für Rechtsmedizin
Universitätsklinikum Hamburg-Eppendorf

Patienteninformation

Liebe Patientin, lieber Patient, liebe Eltern,

Reiten ist eine beliebte aber auch gefährliche Sportart. Trotz dieser Kenntnis sind die Sicherheitsstandards, im Vergleich zu anderen Sportarten (wie z. B. Motorsport) unbefriedigend.

Die Hamburger Arbeitsgemeinschaft (AG) für Reitsicherheit ist ein informeller Kreis von UKE-Ärztinnen und -Ärzten unter der Leitung des Institutes für Rechtsmedizin und möchte die Sicherheit im Reitsport erhöhen. Dafür möchten wir mittels einer Studie (**Titel der Studie: „Unfallursachen, Unfallmechanismen, Verletzungsmuster und Behandlungsnotwendigkeit von Reitunfällen im Großraum Hamburg"**) alle Reitunfälle, die sich im Jahre 2010 im Großraum Hamburg ereigneten, analysieren. Durch die ermittelten Ergebnisse sollen z. B. Risikogruppen für Reitunfälle identifiziert und die Wirksamkeit von Schutzkleidung im Reitsport analysiert werden. Das Ziel dieser Studie ist dann die Formulierung von Leitlinien zur Erhöhung der Sicherheit im Reitsport. In diesem Zusammenhang weisen wir darauf hin, dass ein Vorteil durch die Teilnahme an dieser Studie nicht garantiert werden kann. Weiter weisen wir Sie darauf hin, dass die Teilnahme an dieser Studie in keinem Zusammenhang mit der klinischen Behandlung steht und zudem freiwillig ist.

Diese Studie erfolgt gemäß der Vorgaben und Bestimmungen des Hamburger Datenschutzgesetzes (Siehe Beiblatt „Datenschutz").

Weitere Information über unsere Arbeit und Ziele finden Sie auf unserer Webseite: www.hamburger-ag-reitsicherheit.de

Für weitere Fragen stehen wir Ihnen gerne zur Verfügung!

Verantwortlicher des Projektes: Prof. Dr. med. Klaus Püschel

e-mail: pueschel@hamburger-ag-reitsicherheit.de

Tel.: 040 / 7410 52130

Eine Kopie dieser Patienteninformation sowie der anbei befindlichen Einwilligungserklärung wird Ihnen zur Mitnahme ausgehändigt.

Anlage 5:

Datenschutz

Darstellung des Verfahrens der Pseudonymisierung Ihrer Daten unter Berücksichtigung des Hamburger Beauftragten für Datenschutz

Bei jedem Patienten, der ein an dieser Studie teilnehmendes Krankenhaus aufgrund eines Reitunfalls aufsucht, holt das aufnehmende Krankenhaus die Einwilligung des Patienten / der Patientin zur Teilnahme an der Studie und zur entsprechenden Datenverarbeitung ein. Die Datenverarbeitung erfolgt nicht durch Dritte - d.h. es gibt keine datenzugriffsberechtigten externen Mitglieder der AG. Die Krankheitsdaten der Patienten dienen zu Forschungszwecken und verbleiben bei den Projektmitarbeiter/innen der "Hamburger AG Reitsicherheit". Die "Hamburger AG Reitsicherheit" ist eine dem Institut für Rechtsmedizin des UKE zugehörige Arbeitsgruppe. Nach Unterzeichnung der Einwilligungserklärung durch den Studienteilnehmer klebt das Kooperationskrankenhaus ein Etikett mit Namen, Adresse und Unterlagenquelle (Fall-Nr.) in ein dafür vorgesehenes Buch zur Auswertung durch die Projektmitarbeiter/innen und übersendet die unterzeichneten Erklärungen an dem Projektleiter zur sicheren Verwahrung. Die Projektmitarbeiter/innen erheben einerseits bei einem monatlichen Krankenhausbesuch die im Studienprotokoll genannten Daten im Laptop und kennzeichnen diese statt mit dem Namen mit einem Code, der entweder als sicherer Einweg-Schlüssel aus Namens- und Geburtstagsbestandteilen gebildet wird (2. Buchstabe des Vornamens, Anzahl der Buchstaben des Nachnamens und Quersumme aus Tages- und Monatsangaben des Geburtsdatums: Sarah Becker, 12.4.1990 = A-6-16 = A616) oder eine laufende Nummer darstellt. Andererseits erheben die Projekt-Mitarbeiter/innen Namen und Adresse des Patienten - ggf. mit der laufenden Schlüssel-Nr. - auf Papier oder auf einem gesonderten Datenträger (USB-Stick) ohne Speicherung auf der Festplatte. Dieser Datenträger wird ausschließlich genutzt zur Übersendung des Fragebogens. Der Fragebogen trägt zur Kennzeichnung ebenfalls nicht den Namen, sondern nur dasselbe Pseudonym wie der entsprechende Klinik-Datensatz aufweist. Aus dem Anschreiben geht deutlich hervor, dass eine Absenderangabe bei der Rücksendung des ausgefüllten Fragebogens unterbleibt. Nach Versendung und - falls erforderlich - einer Erinnerung werden die Namens- und Adressdaten auf dem USB-Stick gelöscht, bzw. das Blatt vernichtet. Nach Auswertung der Fragebögen werden die evaluierten Ergebnisse in der bereits beschriebenen Exceldatei dokumentiert, so dass alle in dieser Studie ermittelten Daten in Tabellen- und Formularform darstellbar sind. Unmittelbar nach Abschluss der Datendokumentation in diese Exceldatei werden alle persönlichen durch pseudonymisierte Daten substituiert. Zugriff auf die Daten haben der Leiter dieser Studie sowie seine Mitarbeiter. Die pseudonymisierten Daten bleiben 5 Jahre lang gespeichert und danach unwiderruflich gelöscht. Jeder Patient der der Teilnahme an dieser Studie schriftlich zugestimmt hat, kann seine Zustimmung jederzeit widerrufen. In diesen Fällen werden alle mit diesem Patienten zusammenhängenden Daten gelöscht.

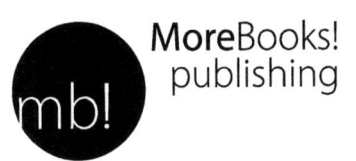

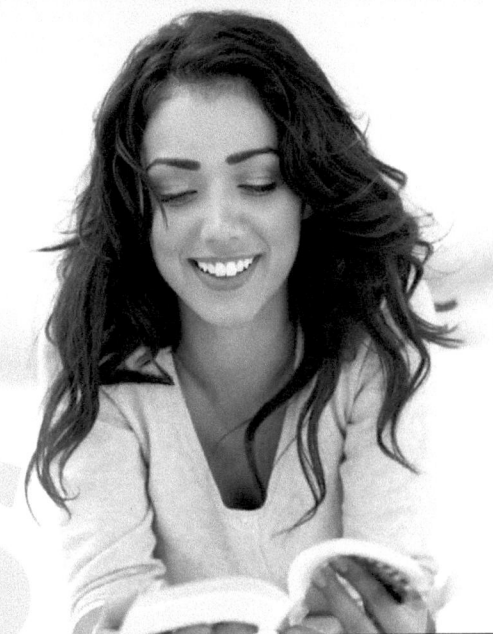

i want morebooks!

Buy your books fast and straightforward online - at one of world's fastest growing online book stores! Environmentally sound due to Print-on-Demand technologies.

Buy your books online at
www.get-morebooks.com

Kaufen Sie Ihre Bücher schnell und unkompliziert online – auf einer der am schnellsten wachsenden Buchhandelsplattformen weltweit! Dank Print-On-Demand umwelt- und ressourcenschonend produziert.

Bücher schneller online kaufen
www.morebooks.de

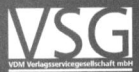

VDM Verlagsservicegesellschaft mbH
Heinrich-Böcking-Str. 6-8
D - 66121 Saarbrücken

Telefon: +49 681 3720 174
Telefax: +49 681 3720 1749

info@vdm-vsg.de
www.vdm-vsg.de

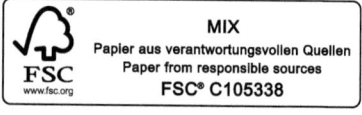

Printed by Books on Demand GmbH, Norderstedt / Germany